疲れないからだをつくる
夜のヨガ

サントーシマ香

prologue

これは、やさしい夜ヨガの本です。

ヨガをこれから始めてみたい方や
忙しくて自分の時間がなかなかとれない方、
育児や介護、お勤めや学業などで一生懸命がんばっている方へ向けて
日々の疲れを汲《く》み上げて、すっきりできるような
お布団の上でも楽に取り組めるヨガをご紹介したいと思います。

わたしは縁があってヨガの先生をしていますが、
もともとそんなに運動が好きなほうではありません。

どちらかというと、こたつに入って
大好きな本を積み重ねておやつを食べたり、
なんでもないことを友だちとおしゃべりして過ごす時間が好きです。
小さな子どもが二人いて、旦那さんや家族がいて
あちこちに頭を下げたり感謝しながら仕事をするなかで、
時間がないなかでも、なるべく家族にやさしくありたい
からだにいいものを食べさせたい
親のいいところだけを吸収して、ダメなところは受け継がないでほしい
母親である自分が機嫌よくしていると家の中が平和だなぁ、とか……
基本的にはそんなふうに思って生活しているふつうの女性でもあります。

忙しさが募ると自分の心に余裕がなくなって
イライラするときもありまして、
そんなときに陽気な上の子にイタズラされると「コラーッ」と
投げ飛ばしたくなることもあるのですが、

そんなときにこの本に収められているような
ヨガのポーズをとって深呼吸すると、冷静になれます。
下の子を一日中抱っこして疲れたからだを
寝る前にほぐすと楽になります。

立派なヨガスタジオに行って
しっかりクラスに参加することは素晴らしいですが、

そんな時間もないほど、日々を一生懸命に生きている人に向けて

寝る前のひとときを使って、
ホッと自分をいたわる時間を過ごしていただけたら、
それが健やかな眠りにつながったらよいなぁと思っています。

サントーシマ香

本書の使い方

ぐっすり眠って明日に疲れを残さない「夜のヨガ」。落ち着いたところで、呼吸をするだけでも、1ポーズでからだをリセットするだけでも、ベッドで瞑想をするだけでもOKです。

part 1

寝ても疲れがとれない、休んでいるつもりが休めていない。その原因とストレスにかかわる自律神経についてお話しします。

part 2 呼吸を整える

日常的に行いたい呼吸と、より気持ちを落ち着かせたいときの腹式呼吸、気持ちを手軽にリセットできる4－7－8呼吸、理性と感情のバランスを整える片鼻式呼吸（ハタ呼吸法）の四つを紹介しています。いつでもどこでもいいので、ほんの数分、自分が静かに落ち着けるところで行ってください。

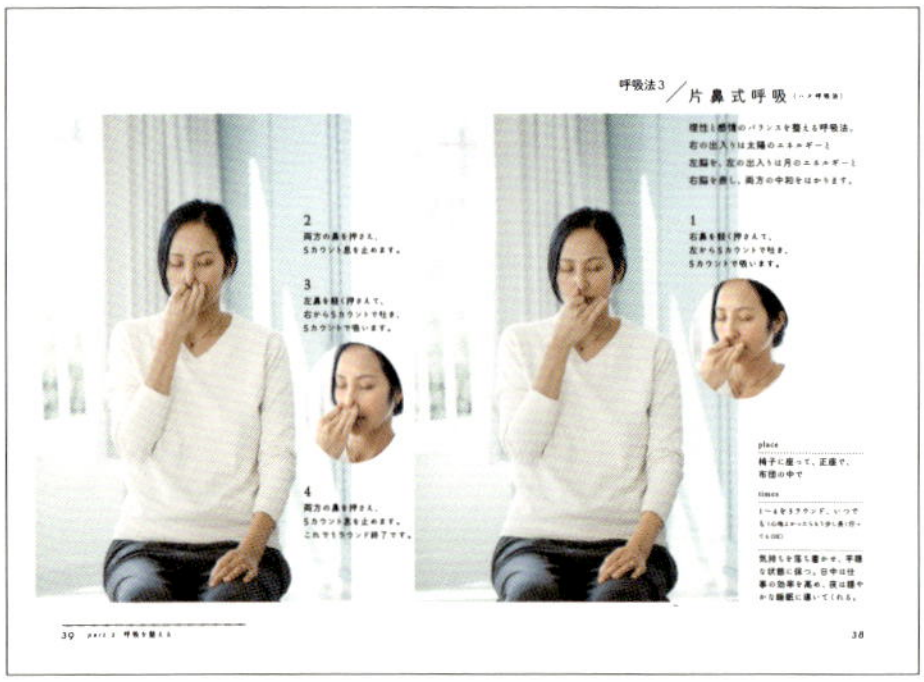

part 3　今日のからだをほどくZZZのヨガ

睡眠の質を高めるポーズ（アーサナ）を選びました。日中は神経を使いっぱなし、座りっぱなし、立ちっぱなしという生活が中心だと、からだのどこかに疲れやこり、血液のめぐりの悪さが生じて、睡眠の質を下げます。からだのこりをほぐし、クセをリセットします。

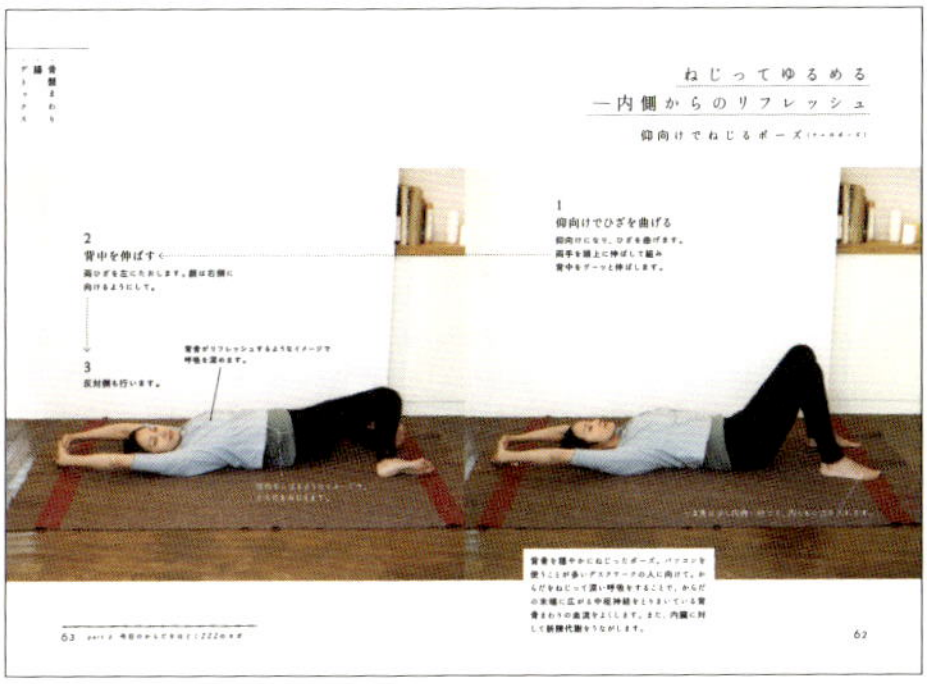

part 4　今日の心をほどくヨガニードラ

ヨガニードラは瞑想法の一つで、ニードラは、サンスクリット語で「眠り」という意味です。仰向けに横になった姿勢で、からだの各部分に意識を向け、呼吸の流れを意識化することで、短時間で深い休息を得られます。

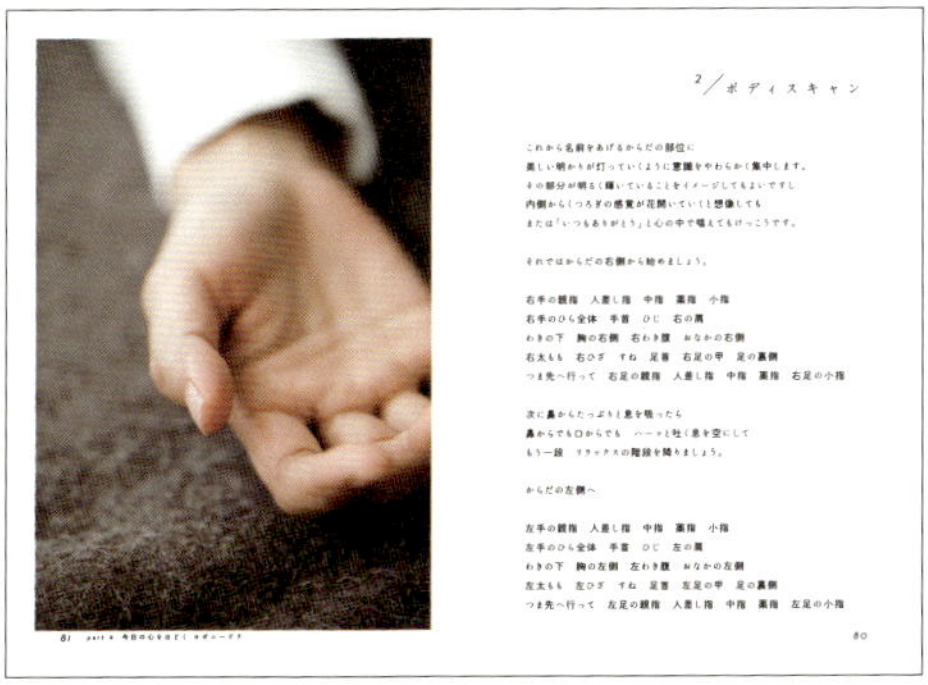

part 5

疲れず、ぐっすり眠るための日常生活のヒント。自分が取り入れて気持ちのいいことをピックアップしてみてください。

疲れないからだをつくる　夜のヨガ　目次

part 3
今日のからだをほどく
ZZZのヨガ

part 4
今日の心をほどく
ヨガニードラ

part 1

明日疲れない
からだのつくり方

活動を支えるための休息が不足している

自然界の事象やすべてのものごとには、二つの性質があると昔から考えられていました。朝と昼・夕方と夜、天・地、明るい・暗い、太陽・月、活動・休息など。前者の活発なイメージを「陽」、静かなほうを「陰」とするようになりました。これが陰陽論の始まりです。陰と陽は、対になってバランスをとっています。陰だけでも陽だけでも、ものごとは成立しません。

最近は、活発な情報化社会で全体的に陽が強すぎて、起きている時間も長く、慢性的にエネルギー不足になっている人が多くいます。

からだがエネルギー不足になると、なんとなく内臓の調子が悪かったり、プチ不調が続いていたりとからだからサインがやってくるのですが、肉体的に疲れたらカフェインや砂糖、栄養ドリンクをとったりして気を紛らし、本格的に病気になったら病院へ行ったりすることで対応している場合が多いのではないでしょうか。スマホやタブレットは充電してケアするのに、自分のからだは後回しに。

栄養ドリンクもいいですが、その場しのぎな感じも否めません。日々の活動を支えるための養生をすること、積極的に自分を充電するという考え方を取り入れることが大切だと思います。

疲れのもとになる、肉体的な疲労というのは、起きている時間が長い、活動量が多い（赤ちゃんを抱っこして一日中出かけたり、自転車で走ったりするなど）、運動のしすぎ、移動距離が長いことによるものから起こります。

一方、精神的な疲労は、心配しすぎる、考えすぎる、人の目を気にしすぎることなどから起こります。また今は外界からの刺激にさらされる時間が多く、帰宅しても神経を刺激するメディアに触れて、目を休ませる時間がないことなども、精神的な疲労に関わっています。

また、デスクワークは長時間座り続けて目を使うという、人にとって新しいからだの使い方です。この状態が長く続けば、首や肩がこったり、腰に疲れがたまりやすくなります。

陰と陽は、いつも対

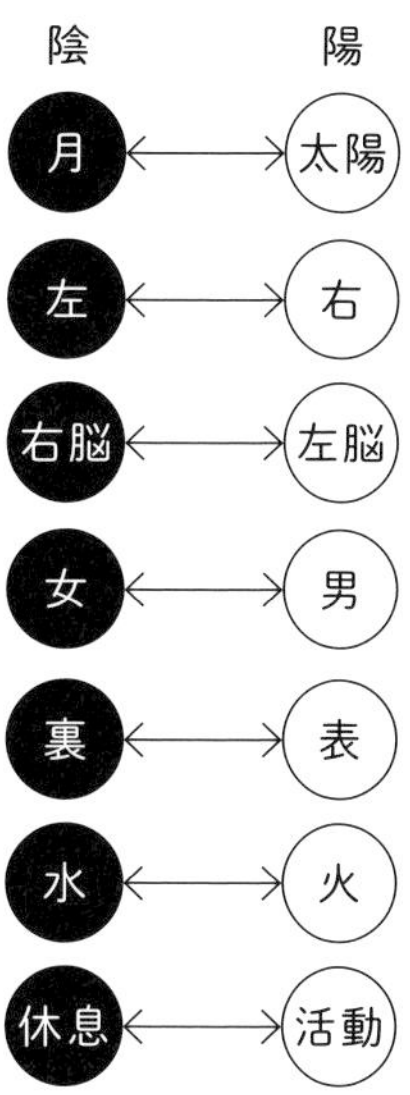
陰
陽
月
太陽
左
右
右脳
左脳
女
男
裏
表
水
火
休息
活動

年齢や季節でも疲れが出る

インド・スリランカの伝統医学であるアーユルヴェーダでは、この世界に存在するすべてのものは五つのエレメントの組み合わせから成り立っていると考えられています。五つのエレメントは、空・風・火・水・地です。私たちのからだも、五つの元素のエネルギーでつくられています。エレメントのバランスは、人それぞれ生まれつき異なり、口にするものや経験すること、年齢や季節などの要因とともに、そのバランスも変化していきます。

オージャスという精気、先天の気は、生まれつき両親から授かっているパラ・オージャスと食べたものから生成されるアパラ・オージャスの2種類あります。

このオージャスは、疲れすぎること、加齢、質の悪い食生活を続けることや胃腸の弱さを通じて減っていきます。オージャスがだんだん減ってくると、顔色が悪くなり、エイジングが進んで、どこかくすんだ印象を与えます。活動しすぎても風のエレメントが増えて、カサカサした粗雑なエネルギー、落ち着きのなさや冷たい性質が増加します。

子どもは風のエレメントに比べて、水や地のエレメントが多いので、たいていは1回寝ついたらぐっすり眠れ、睡眠の浅さというのがありません。対して、年齢を重ねると、なかなか寝つけない、朝早く起きてしまうなど、風のエレメントの傾向が強くなってくるので、ある程度は仕方がないことです。

加齢や忙しい生活は風のエレメントを増やしてしまうわけですが、そんなときに

五つのエレメントの特徴

- 空　広がり、微細、クリア
- 風　動き、軽い、やわらかい
- 火　温かい、軽い、シャープ
- 水　結びつける、ぬるぬる、やわらかい
- 地　重い、粗い、硬い

三つの性質（ドーシャ）

- Vata（ヴァータ）　風＋空
- Pitta（ピッタ）　火＋水
- Kapha（カパ）　水＋地

五つのエレメントをからだにあてはめたのが、三つの性質です。この構成エレメントによって、生まれつきの体質（Prakriti）が決まります。

さらに動き回ったり、睡眠を削ったりすると、もっと乱れてしまいます。風のエレメントは、ピューッと動き回る空気で、早くて乾燥している、冷たくて不安定な性質を持っています。また、現代の背景を考えてもどうしても乱れやすくなる傾向にあります。整えていくためにも、どっしりと座って自分の呼吸をみつめたり、自分の心に一点集中したりして自分を落ち着ける時間があるといいと思います。

疲れやすい人にはアクセルが二つある

休息を後回しにし続けるがんばり屋さんは、アクセルと「もっと早く踏めるアクセル」の二つのギアのみで、ブレーキがない車を運転しているようなもの。十分にがんばっているけれど、もっとがんばらねばと考えたり、疲れているとさらに悪いことが思い浮かんで、追い立てられる傾向があります。

さらに、不安が大きくなるとその空を埋めようと、甘いものを食べたり、予定をさらに入れて疲れきってしまいます。

動き回って、必要以上に動くとその後の落ち込みも大きいものです。動いているうちに風のエレメントが高まり、不安がふくらんで寂しくなったりもします。もともと火のエレメントが高い人は風に煽《あお》られるとイライラが募り、水が高まると過食や執着心が強くなります。

一時的な解消もよいのですが、おうちでゆっくりくつろぐ時間を持つこと、自分を大切にいたわる時間をつくると、予定を詰め込まなくても、自分の内側に充足感が生まれてきます。内側の空虚感や寂しさを安定させること、心を整えることが一番です。

リマインダーをセットして、休む時間をつくる

フル回転しているからだを休める方法の第一番目は睡眠です。二つ目は瞑想をすること。心を本来の静けさに休ませ、無心になる時間をとること。三つ目は自分のハートが喜ぶようなことをすること。旅行でも趣味でも、自分の深いところが充足するような時間をとることです。

不調や疲れは、内なる知性からのサインです。対症療法でもよいのですが、不健康

な習慣を健康な習慣に置き換えていくことで根っこから養生することもできます。

大阪で養生のための衣食を自給する「富貴工房」の富田貴史さんは、年に4回やってくる土用の期間は胃腸を休める時期として、夜ごはんは、からだに負担のない食事をするのがいいと提案しています。

女性なら月経中は子宮の中のおそうじをしている時期として、新しい命を育む準備をしている大切な時期として、養生キャンペーンを行いましょう。無理をせず、なるべく目や胃腸を休ませるように心がけて過ごします。からだの浄化だけでなく、感情の浄化も行う時期です。

心身をリセットするのに、暦やからだのサイクルはリマインダーにもなります。こうした小さなことの積み重ねで健康は支えられているのだと思いますし、日常の中でもこまめに養生タイムをつくることができます。

歌ったり、踊ったり、歩くことで、ストレスを手放す。今自分でどうしようもないことに悶々としない。すこやかに生きている友人に会って元気になる。胃腸をいたわる食事やおやつを、疲れがたまっているときほど意識して選ぶ。自分のユニークなライフスタイルに合わせて、できることをやっていきましょう。

たくさんのことを一気に変えようとすると、無理が出ます。調和的な習慣を、少しずつ取り入れていって、それが今の自分のサイズに合っているか様子をみます。

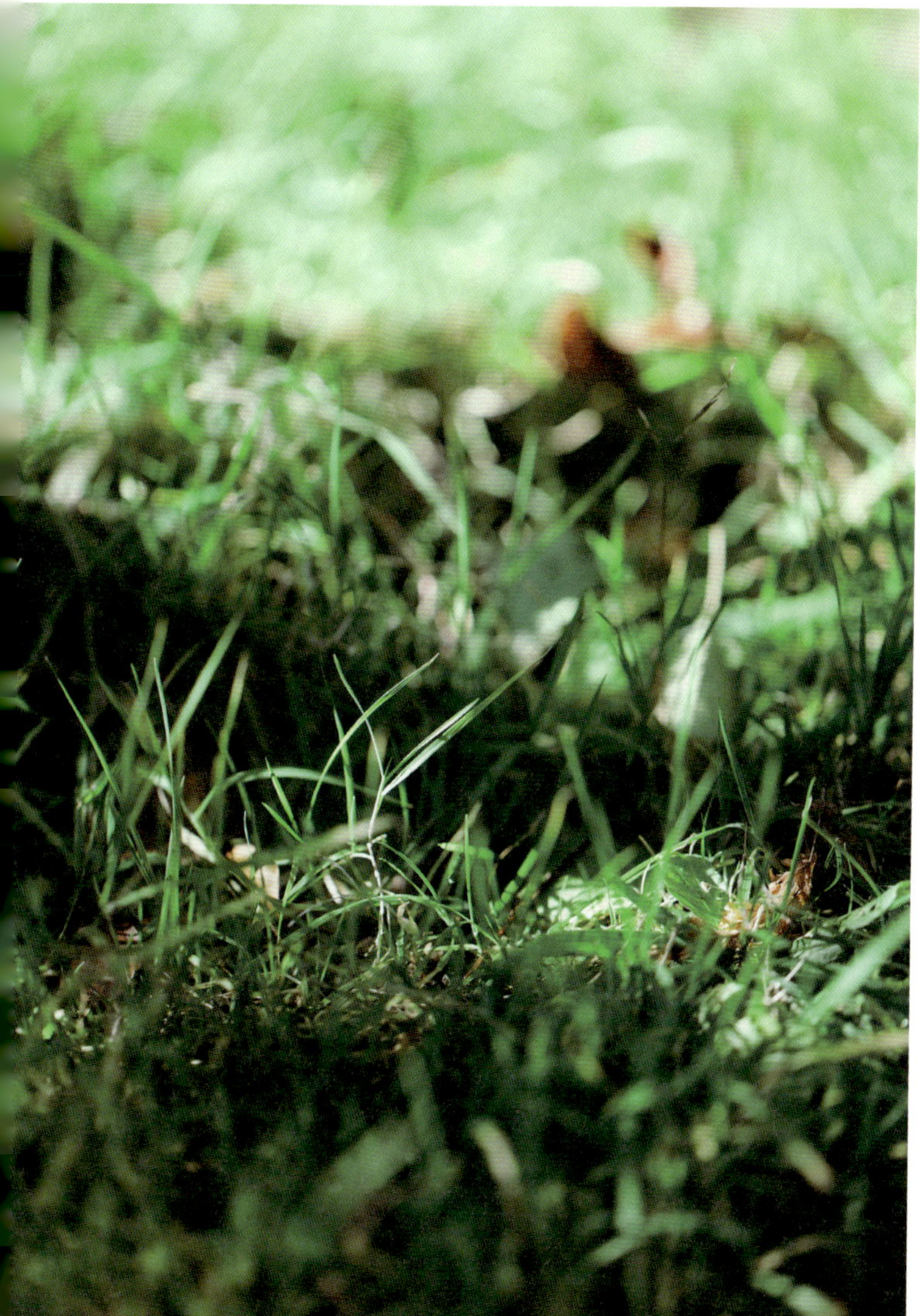

しっかり休む時間をとることで、より落ち着いた選択、調和的な方法を選ぶ心の余裕が生まれます。

上げる交感神経、休息の副交感神経

先ほどお話しした精神的な疲労の原因には、不安や緊張からくるストレスがあります。そのストレスは、自律神経のバランスにも影響を与えます。

自律神経は不随意神経といって、腕や足を動かす神経とは異なり自分の意思で動かすことができません。また、からだの各臓器を活性化・鎮静化させ、体温の調整や発汗などの恒常性を維持します。

自律神経のうち、交感神経は、陽、太陽、アクセル、活動を表します。副交感神経は、陰、月、ブレーキの状態で、活動に対しての休息や充電を表します。

交感神経が優位なときは、闘ったり、逃げたりするときのために腕や脚に血流が集中しやすくなり、副交感神経が優位なときは、消化器や生殖器に血流が集中しやすくなります。

東洋医学では血やエネルギー、気の状態がからだを表しているので、慢性的に胃腸の調子が悪いとき、妊娠や生理に不安定な要素があるときというのは、この陰と

自律神経のバランス

交感神経

・活動しているとき
・緊張しているとき
・ストレスがあるとき
・まぶしいものを見るとき
・大音量の音楽を聴くとき

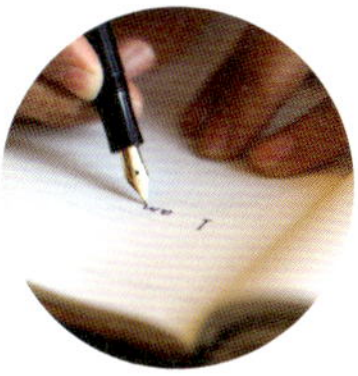

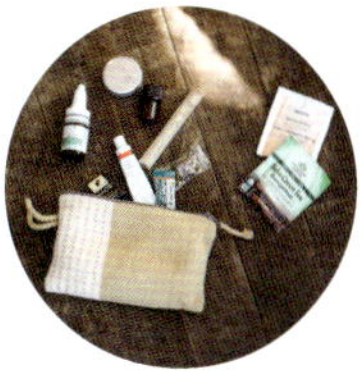

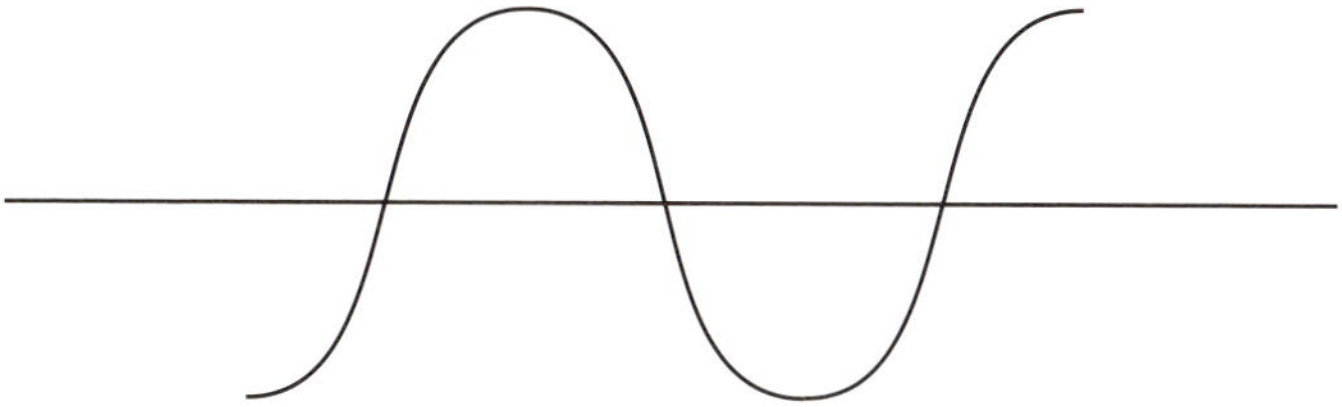

副交感神経

・リラックスしているとき
・眠っているとき
・食後のとき
・目を閉じているとき
・沈黙

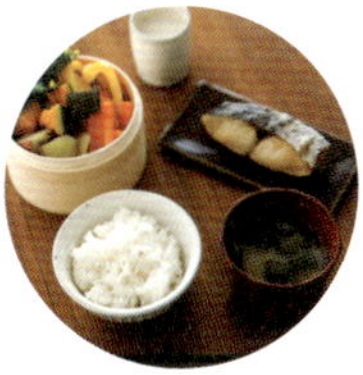

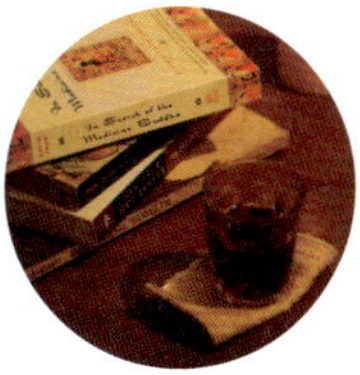

陽のバランスがくずれているという見立てをとります。太陽の出ている時間にからだを動かし、夕方以降にスローダウンして、月の出ている夜にしっかり休むようにすることで、本来のリズムが回復し、便秘や過敏性腸症候群、ＰＭＳに悩む方には効果があります。

反対に、夜の時間に外向きの活動をしすぎる（太陽モードで過ごす）ことは、バランスをくずしやすくします。本来月のエネルギーを充電する時間、陰を充足させるための時間に、太陽のエネルギーをさらに消費・消耗してしまっているのです（交感神経優位の活動をしているのです）。

太陽の出ている時間に月モードで過ごしている人は、うつになりやすかったり、引きこもりになりやすかったりということがあります。本来起きて活動する時間なのに、やる気が起きない状態です。

ルーティンで神経を休ませる

歴史をさかのぼってみると、狩猟採取生活を送っていた縄文時代以前は、日々の暮らしの中で大自然への畏敬をもって暮らしていました。草かげから猛獣が現れるかもしれないし、台風がくるかもしれません。それらの脅威に対してアンテナを立ててかまえていたほうが、生き残る確率は上がるわけです。

でも、昔の自然界からの脅威は一時的なもので、割合すぐに穏やかな日常、普段の親しみのある人間関係に基づいた暮らしに戻れるものでした。

ところが現代は、心配の種、交感神経がオンにならざるを得ない要素がとても多い時代です。ターミナル駅を利用するときも、人の波をぶつからないように注意しながら、緊張感を保ちながら歩きます。

スマホも上手に設定していないと、いろいろなニュースがこちらの都合はおかまいなしに画面に出てきます。寝る前に見れば、心を乱すもの。それでさらに自律神経に偏りが起きてしまいます。

安心したり、リラックスして過ごす機会をルーティンとして生活習慣に取り入れることがバランスを大きくくずさないことに役立ちます。

交感神経を上げないようにするとか、いつもフラットでいるということではなく、他者と関わって生存していくには、交感神経を上げるとき、ギアを踏まなくてはいけないときはあります。

しかし、積極的に神経を休ませる時間はバランスをとるために必須です。それが瞑想でもヨガでもオイルマッサージでも、一人でボーッとするのでもいいのです。

休むことを知らなかった

かつては、休息するのに何をしたらよいか、私自身が知りませんでした。手放す、休むということに対してどうしたらよいかわからなかったのです。受験でも学校生活でも、勉強も一生懸命取り組み、予定をたくさんこなすことをよしとして、前のめりに生きていました。「急いで」「早く」予定管理をして一日を効率的に使うことしか知らず、自分のからだの声に耳を澄ますこととは程遠い生活をしていました。

そんなこんなで体調不良になり、元気になりたいと思ってヨガと出会ったのですが、はじめは「休みなさい」「手放しなさい」といわれても異次元すぎて、そこに価値を認めることができませんでした。

ただ、1回のレッスンで心がスーッと静かに落ち着いたことをよく覚えています。

大学卒業後に渡米して、自然療法やヨガの勉強をしているうちに、自分の中にクリアな感覚、静かで落ち着いた感覚があることを実感できるようになりました。

外からではなく、内側から身体感覚を味わうこと、自分自身を今行っていること

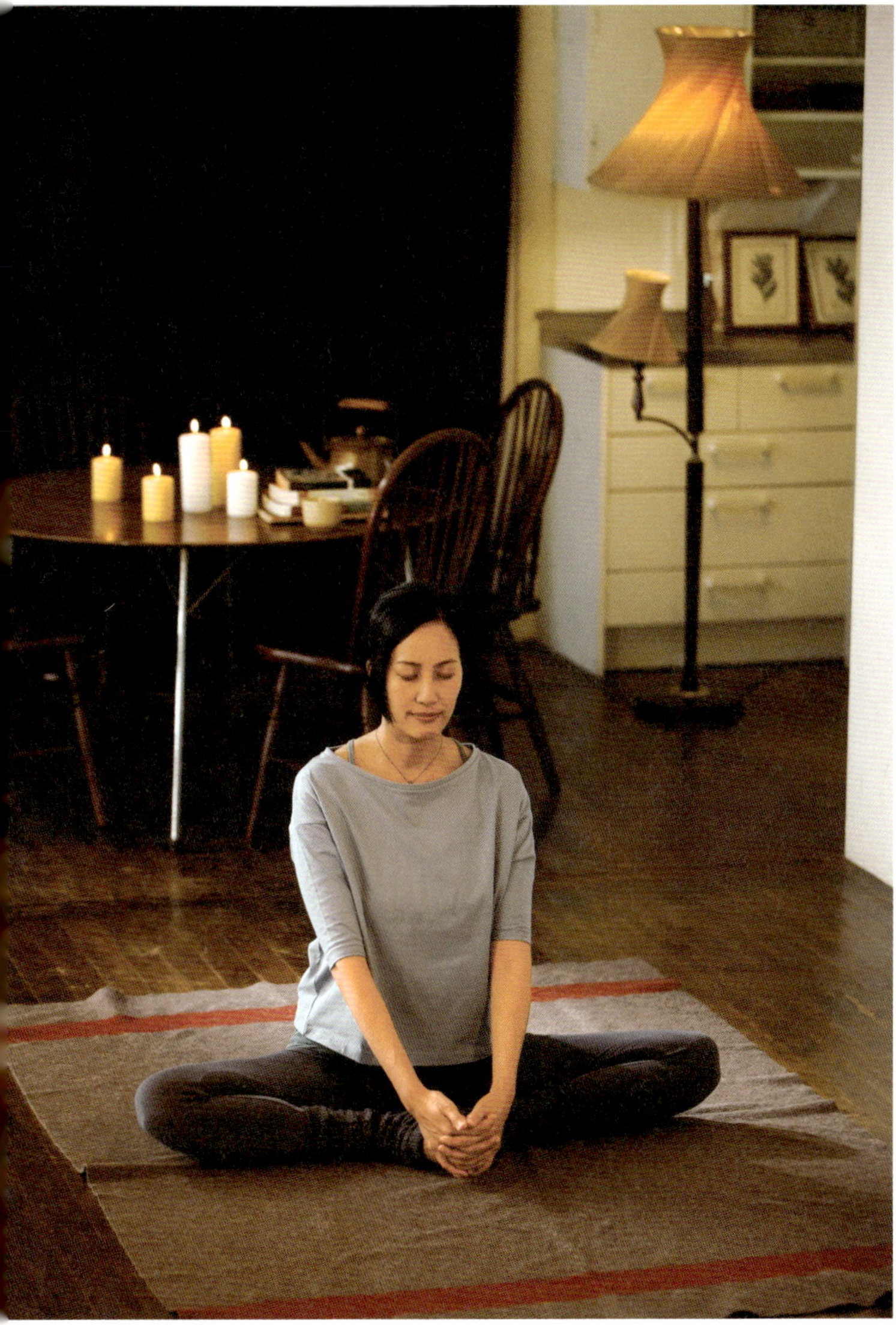

にやさしく集中することが大切なのだと感じています。
ヨガはからだと心、呼吸を一つに結び合わせるもの。肉体的な調子のよさは、心の調子のよさにもつながっています。

神経を鎮めるチップス

交感神経を上げることばかりを優先した生活をしていると、リラックスする時間が減ってしまいます。常日頃そこまで重要度の高くないことや、人の都合を優先しすぎることはやめて、必要以上に無理を重ねないようにしたいものです。

昼間は太陽のエネルギーが支配する陽の時間ですが、あまり高いところまで上ってしまうと、夜下りてくるまでが大変です。日中も基本は穏やかな呼吸を心がけ、神経を必要以上に緊張させないようにいたわりましょう。

冷え、乾燥、不規則、神経への刺激と反対の性質を意識することも役立ちます。交感神経を高めるカフェインの週末断食、夜に湯船にのんびりつかることや、心身をしっとりくつろがせるマッサージなども神経を鎮めるのに役立ちます。

からだを冷やすことも心身を緊張させるので、寒い季節に首元が大きく開いた洋服や足の甲を出したシューズなどは、思っている以上にからだに負担になります。暖かく、柔らかく、肌を包んでくれる衣服を着て、足をぽかぽかに保つことで、全身に血液がめぐります。副交感神経が優位にはたらき、自律神経を整えます。

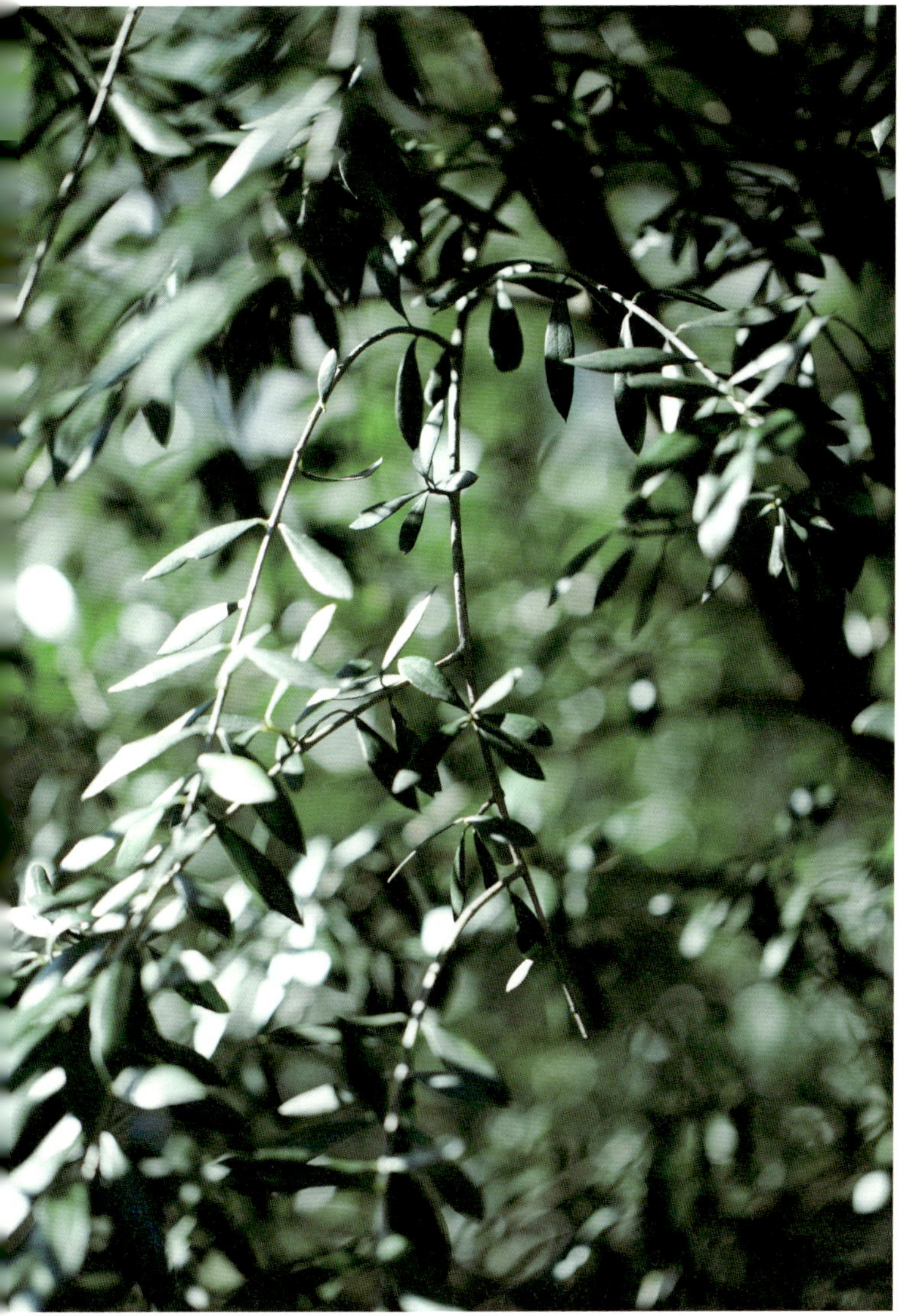

part2からは、ストレスマネジメントについて、ひいては疲れないからだをつくるための呼吸とＺＺＺのヨガ、ヨガニードラ、日常生活の神経を鎮めるためのコツ、ぐっすり眠れるようになるコツをご紹介します。

column 1

リラクゼーション反応を起こす練習

日が沈んだ後は、本来は人も休む時間。日中の忙しさを慣性の法則のように引きずってしまい、夜になっても興奮したままのときは、次のような呼吸を使ったリラクゼーションの練習をしてみてください。

[A 腹式呼吸]

1 おへその下に手を当てる。

2 目を閉じる。

3 最初はただ呼吸の流れに注意を向ける。

4 呼吸の音を聞き、鼻から空気が出入りするのを感じる。

5 呼吸がからだのどの辺りの深さまで届くか観察する。

6 息を吸いながらおなかをふっくら広げる。

7 息を吐きながらおなかをぺっこり縮める。

[B 呼吸の速さをゆっくりにする]

1 呼吸の速さを自覚する。

2 よけいな力を抜き、呼吸のスピードを遅くする。

3 吐く息を吸う息より長くする。

4 吐くたびに「ゆっくりいこう」と心の中でつぶやく。

[C 吐く息を数える]

1 息を吐くたびに「5 4 3 2 1」とゆっくり数える。

2 吐く息と数のカウントに集中する。

[D 前向きな言葉をくりかえす]

1 自分にとって心が落ち着く言葉やフレーズ、音を選ぶ。

例）ありがとう—Thank You

ひらく—Open

手放す—Let Go

調和—Harmony

平和—Peace

「ハーーー」「アーーー」などの単音

2 ハートの中心に注意を向けて、息を吐くたびに心の中でくりかえし唱える。

part 2

呼吸を整える

ストレスリリースと呼吸

呼吸は、自分のそのときおかれているムードを知るバロメーターとして使うことができます。怒っているとき、不安なときは呼吸が浅くまたはほとんど止まっていることもあります。幸せなとき、落ち着いているとき、くつろいでいるときは、深くゆっくりしています。

呼吸は自分のムードを反映しているだけではありません。下意上達《かいじょうたつ》的に、自分の呼吸を変化させることで、ムードを変えることができるのです。

呼吸の生理的な影響としては、腹式呼吸を何度かするだけで、末端神経の血流を促進します。血液は養分や酸素を末端まで運ぶ大切な役割を持っています。

また、呼吸は自律神経を整える役割も持っています。目を閉じてゆっくり腹式呼吸をすると、緊張がやわらぎ、より理性的な判断を下すことができる副交感神経を優位にすることができます。

私たちがストレスを感じると、からだに力が入り呼吸が浅くなります。交感神経が優位にはたらいて、血圧が上がり、からだが闘争モードに切り替わります。このような緊張の状態は、アドレナリンやコルチゾールといったストレスホルモンを血流にあふれさせ、交感神経は過剰に優位になり、エネルギーを消耗します。

このストレス反応が常日頃のものとなってしまうと、睡眠の質も下がり、自律神経のバランスが乱れ、ホルモンバランスが乱れ、負のスパイラルに陥ってしまうのです。

そこで、自分のムードを変えられる呼吸が役に立ちます。ストレスや疲れを感じていたり、呼吸が浅いなと思ったとき、深い呼吸をすると、それまで活発だった交感神経のはたらきが抑えられ、自律神経のバランスが整います。日に何度行ってもいいです。

この本では、日常的に行いたい呼吸と、より気持ちを落ち着かせたいときの腹式呼吸、短い時間で効果を感じやすい4－7－8呼吸、理性と感情のバランスを整える片鼻式呼吸（ハタ呼吸法）の四つをご紹介しています。

腹式呼吸や横隔膜式呼吸をベースにしたものですが、より副交感神経が優位な状態、スローダウンした状態に導くことができます。

いつでもどこでもいいので、ほんの数分、自分が静かに落ち着けるところで行ってください。

基本の呼吸の整え方

呼吸の整え方にはやり方がたくさんありますが、自分が静かに落ち着けるところでできればベストです。このとき、せかせかしていたり、雑な状態だと自分のとっているモードが呼吸に反映されてしまいます。ですから、短い時間でもいいので、世界中の時間が今ここにあると思って、一日の中で1～2分だけでも自分の呼吸とゆっくりつき合ってみてください。

1
楽な姿勢で目を閉じます。呼吸を意識して、気持ちを集めましょう。

2
鼻からの息の出入りを観察します。息を長くしようとか深くしようとは考えずに、ただ呼吸を味わいます。

3
鼻の内側にある感覚に集中して、3呼吸します。—涼しい、温かい、滑らか、ざらざらしている、乾燥しているなど。

4
のどの奥に意識を集中して、3呼吸します。—滑らか、さわやか、重たい、軽いなど。

5
胸のあたりに意識を集中して、3呼吸します。—広がる、沈む、ふくらむ、軽い、重いなど。

6
おなか、おへそのあたりに意識を集中して、3呼吸します。—動きが小さくわかりにくくなってくるかと思いますが、おなかの奥にどんな感覚が広がるか観察します。

7
全身に呼吸を広げるようなイメージで、3呼吸します。—さわやか、静かな感じ、気持ちが落ち着く感じ、なんだかわからない、感じにくくてもいいです。

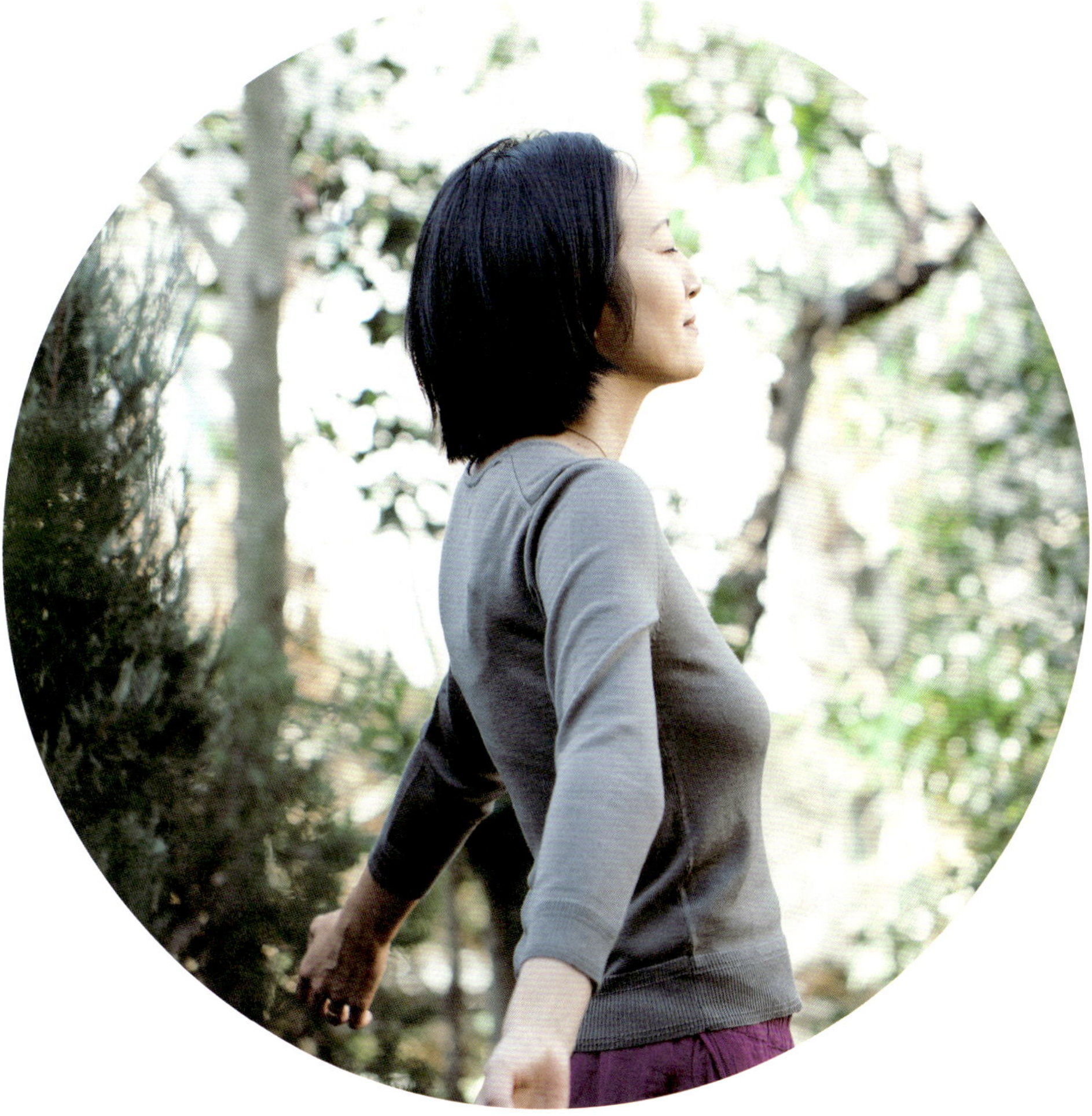

呼吸法1 ／ 腹式呼吸

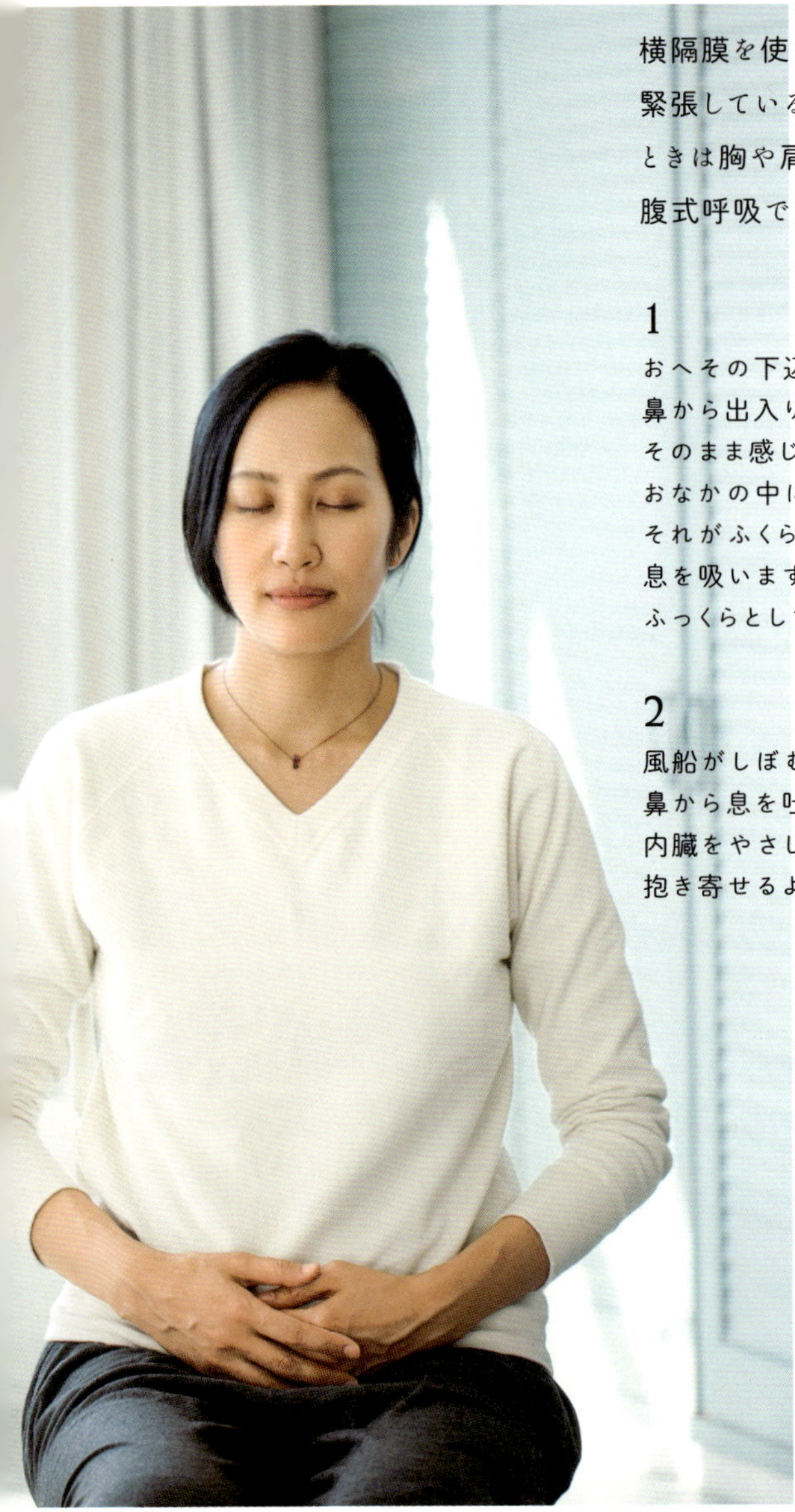

横隔膜を使った呼吸です。
緊張しているとき、イライラしているときは胸や肩で息をしていますが、腹式呼吸でくつろぎモードに変えられます。

1

おへその下辺りに手を当てて、鼻から出入りする息の流れをそのまま感じます。
おなかの中に風船が入っていて、それがふくらむようなイメージで、息を吸います。吸う息でおなかがふっくらとしていくのを感じます。

2

風船がしぼむようなイメージで、鼻から息を吐きます。
内臓をやさしく背中に抱き寄せるように意識します。

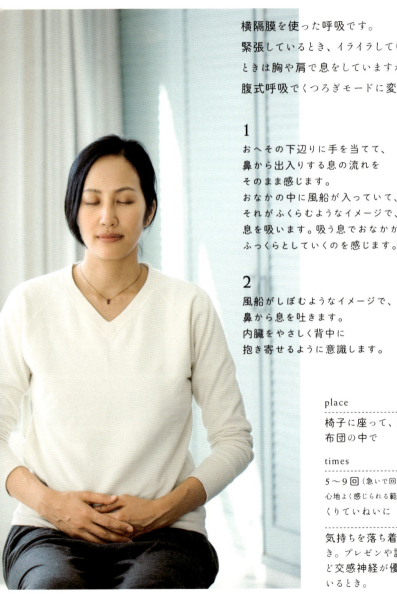

place

椅子に座って、正座で、布団の中で

times

5〜9回（急いで回数をこなさず、心地よく感じられる範囲）を、ゆっくりていねいに

気持ちを落ち着かせたいとき。プレゼンや試験の前など交感神経が優位になっているとき。

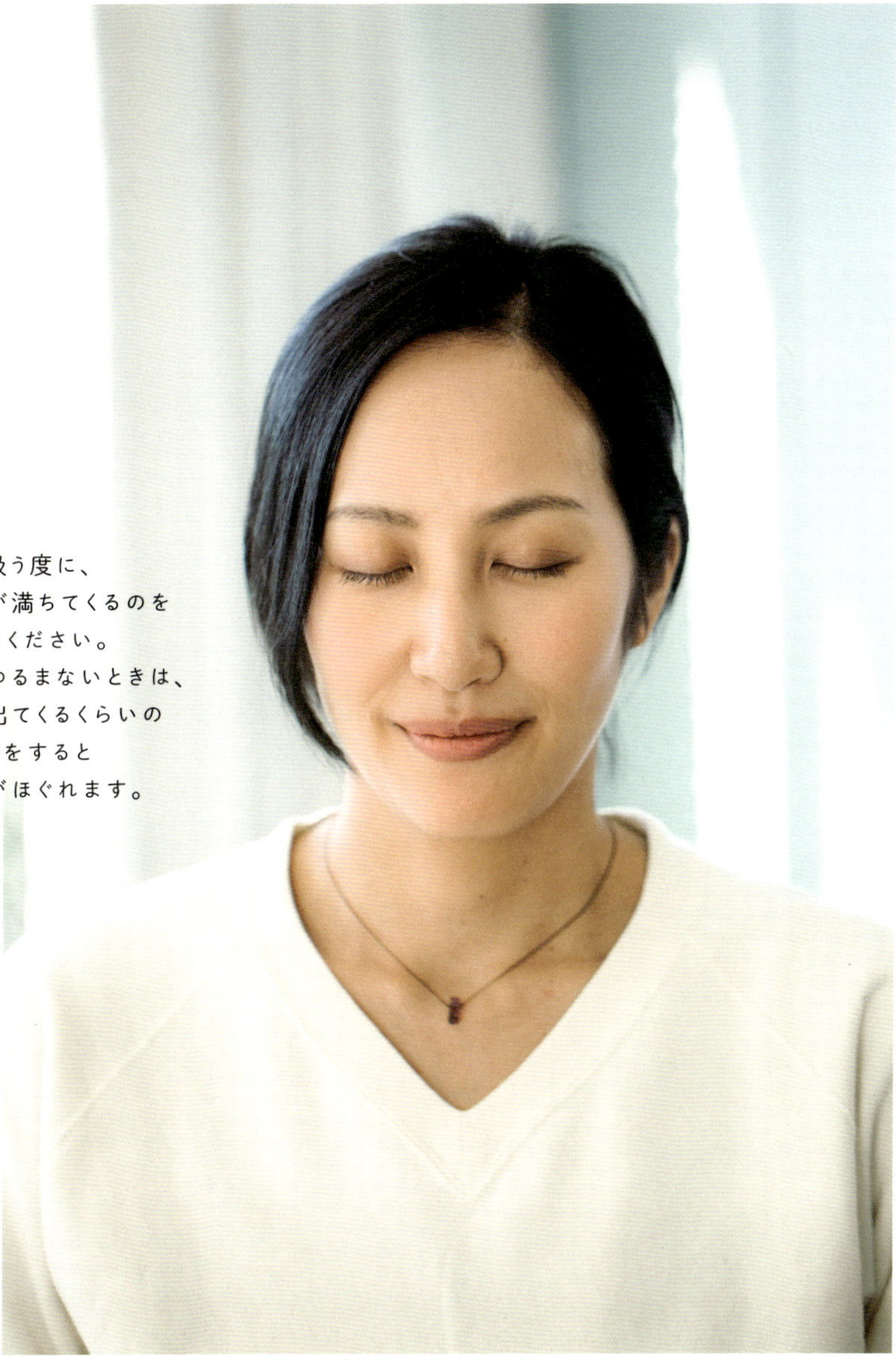

息を吸う度に、
空気が満ちてくるのを
感じてください。
体がゆるまないときは、
涙が出てくるくらいの
あくびをすると
全身がほぐれます。

呼吸法2／4－7－8呼吸

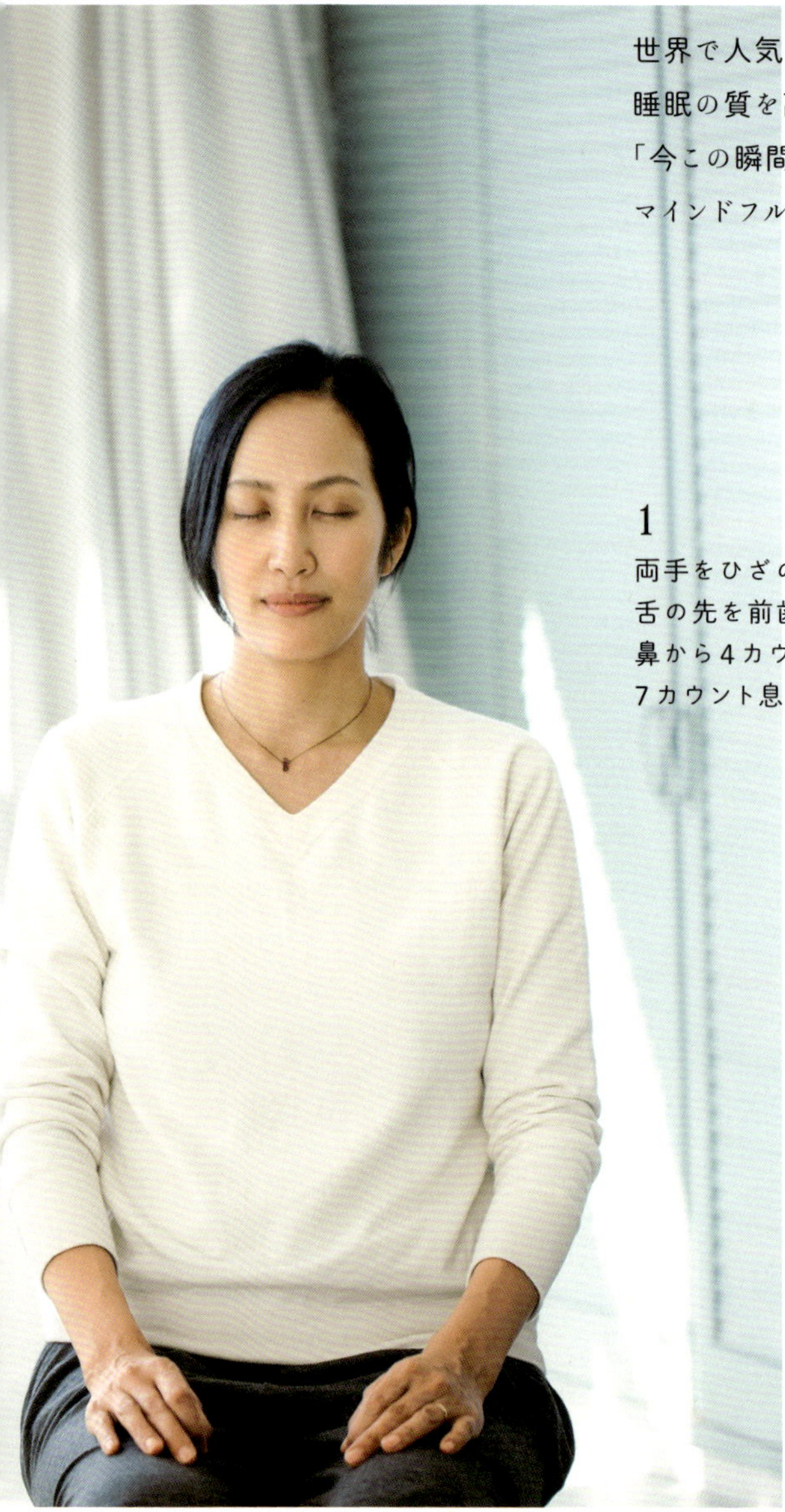

世界で人気の呼吸法。不安感を軽減する、
睡眠の質を高めるといった効果があります。
「今この瞬間にある」という感覚を高める、
マインドフルネスな時間を味わう呼吸法です。

1

両手をひざの上におき、
舌の先を前歯の裏側につけます。
鼻から4カウントで息を吸い、
7カウント息を止めます。

place

椅子に座って、正座で、
布団の中で、
お風呂で

times

MAX 1日4回。いつでも(カウントの長さは自分で変えられる)

焦っている気持ちを落ち着かせたいとき。気持ちを切り替えたいとき。

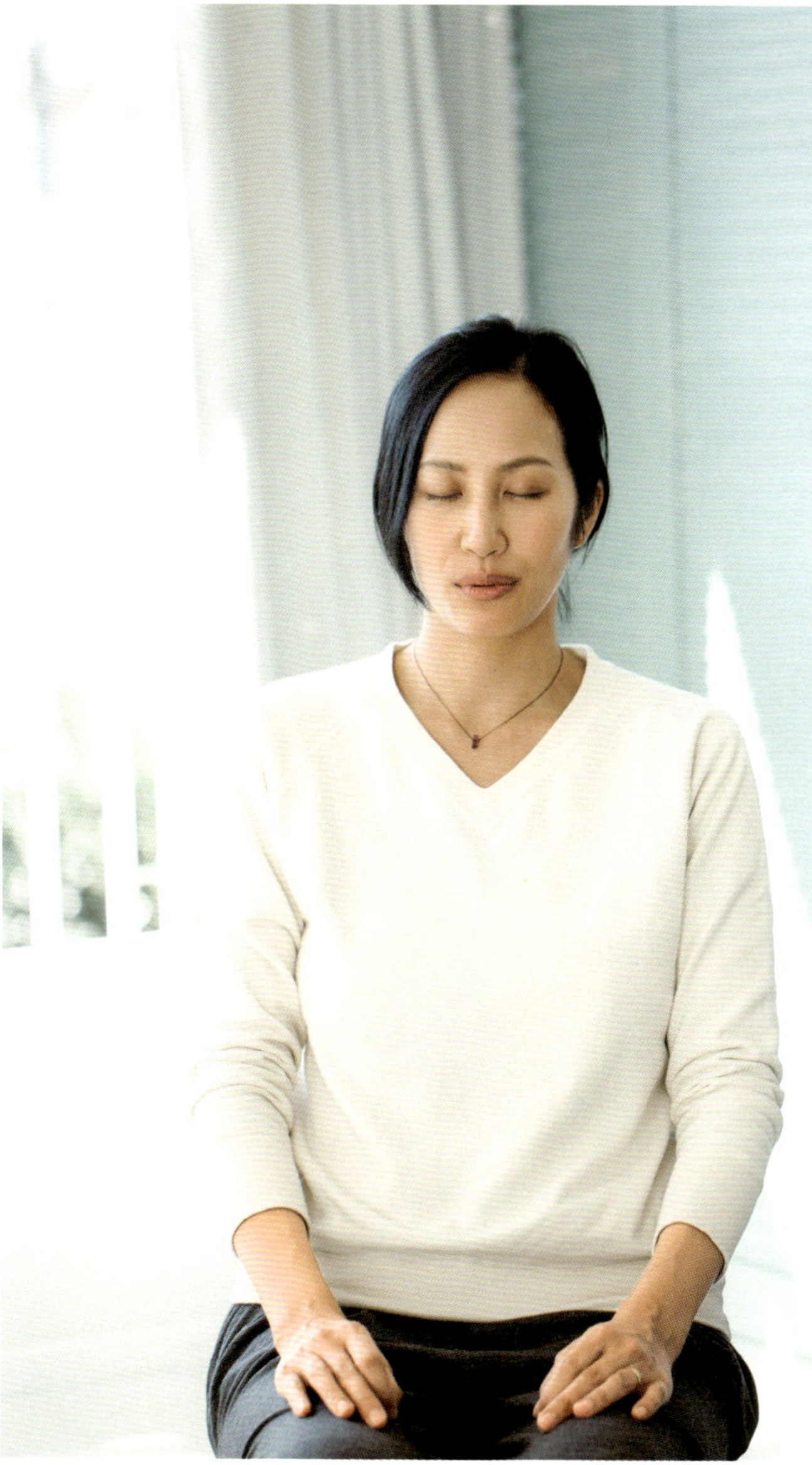

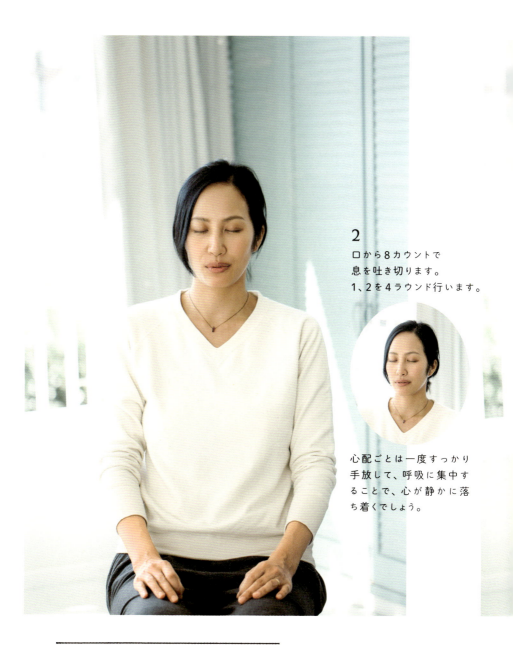

2

口から8カウントで
息を吐き切ります。
1、2を4ラウンド行います。

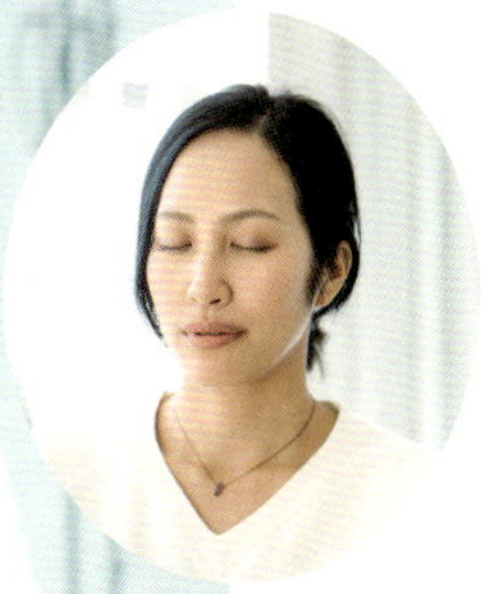

心配ごとは一度すっかり
手放して、呼吸に集中す
ることで、心が静かに落
ち着くでしょう。

呼吸法3 ／ 片鼻式呼吸 (ハタ呼吸法)

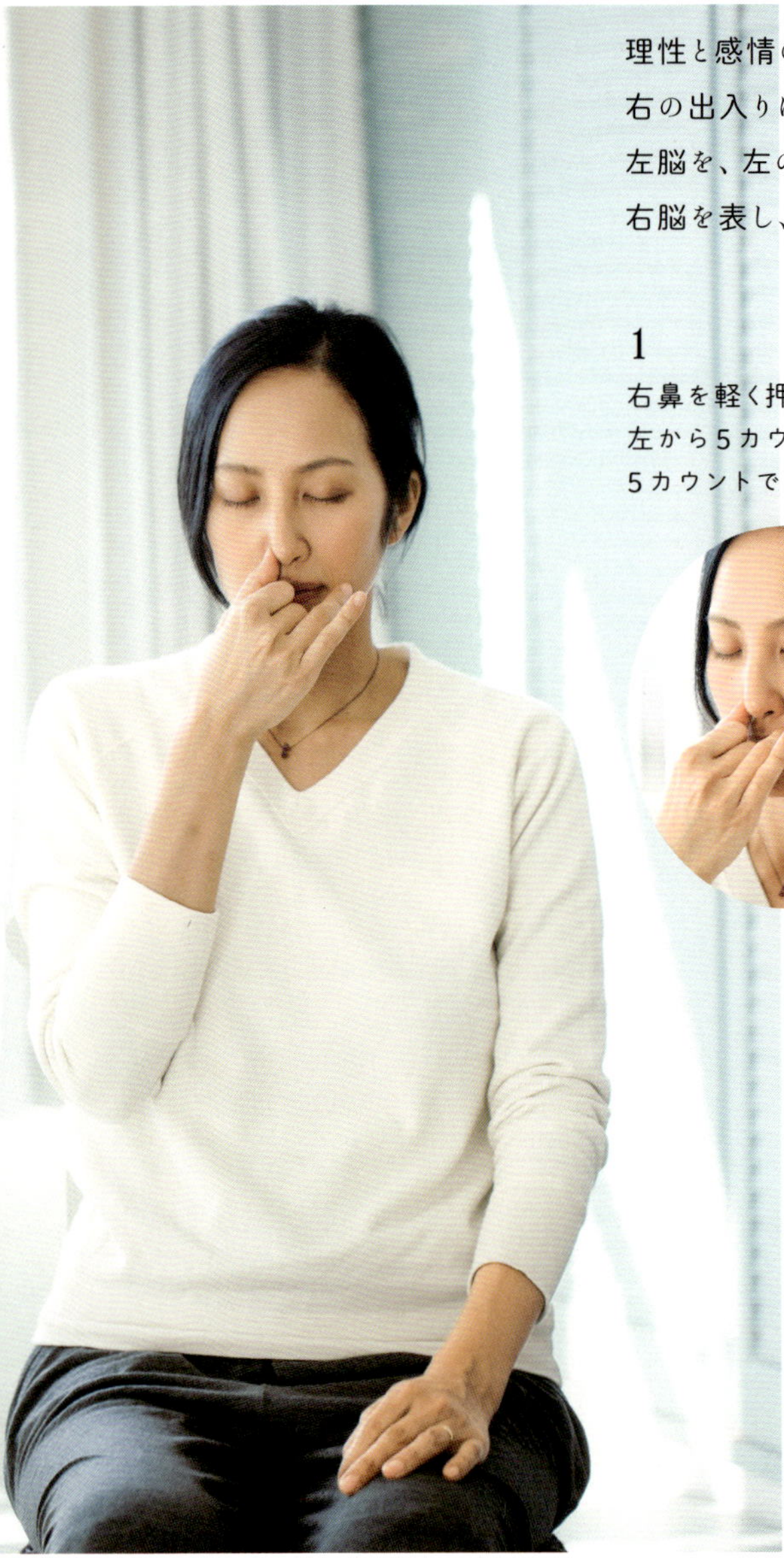

理性と感情のバランスを整える呼吸法。右の出入りは太陽のエネルギーと左脳を、左の出入りは月のエネルギーと右脳を表し、両方の中和をはかります。

1
右鼻を軽く押さえて、左から5カウントで吐き、5カウントで吸います。

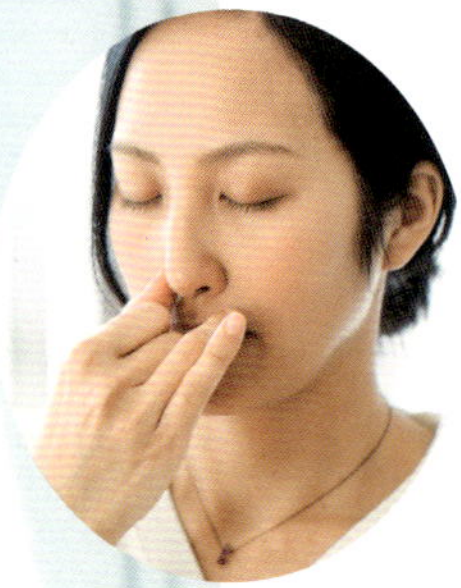

place

椅子に座って、正座で、布団の中で

times

1〜4を3ラウンド、いつでも(心地よかったらもう少し長く行ってもOK)

気持ちを落ち着かせ、平穏な状態に保つ。日中は仕事の効率を高め、夜は穏やかな睡眠に導いてくれる。

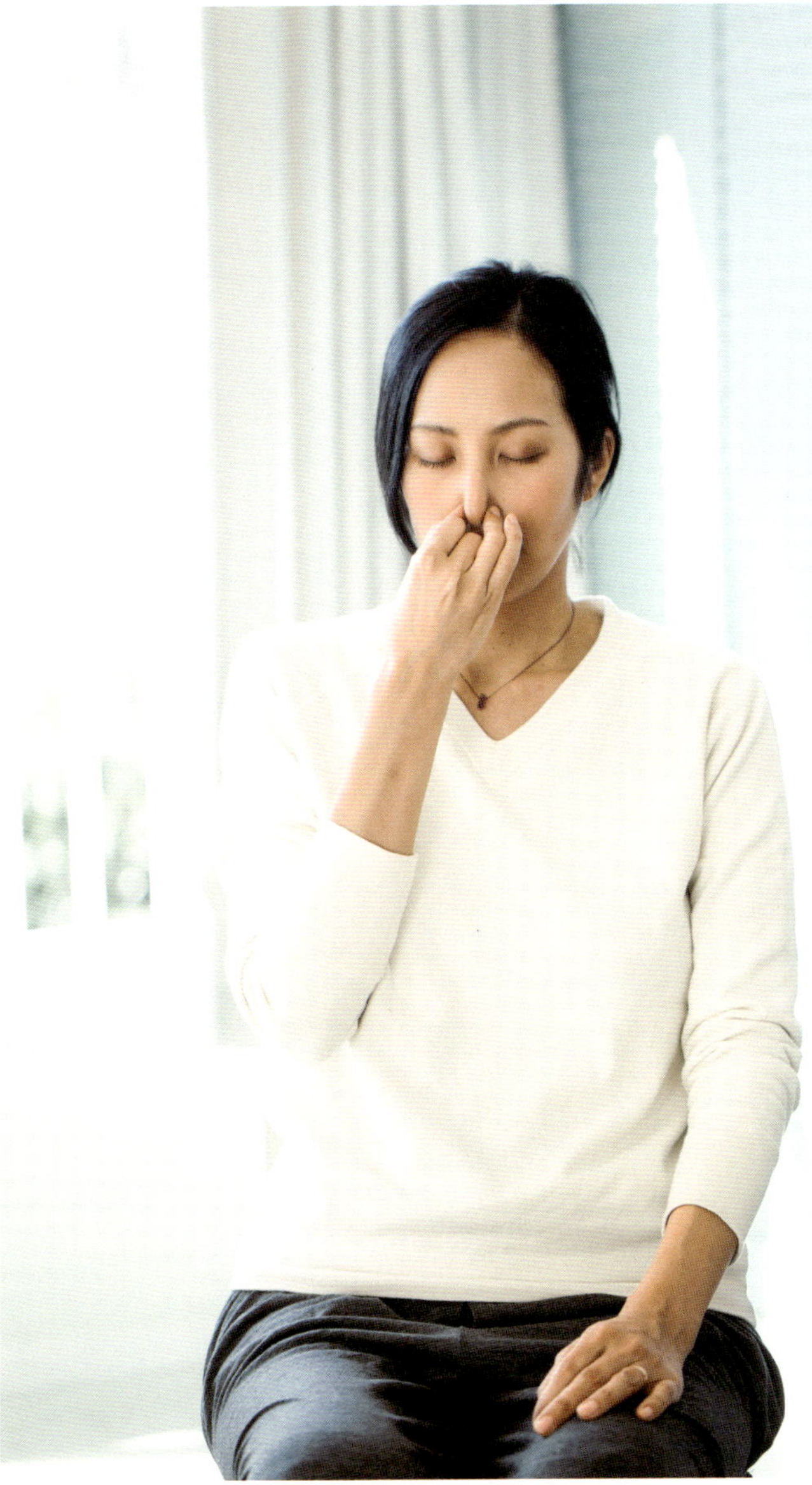

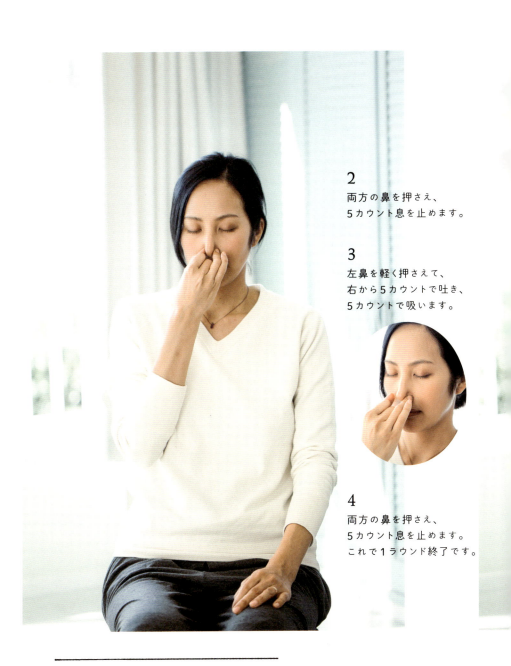

2
両方の鼻を押さえ、
5カウント息を止めます。

3
左鼻を軽く押さえて、
右から5カウントで吐き、
5カウントで吸います。

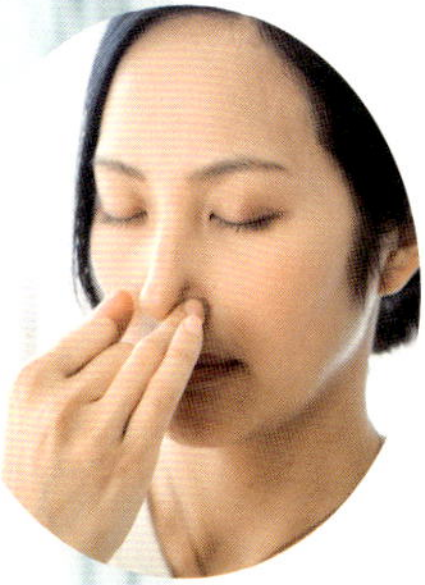

4
両方の鼻を押さえ、
5カウント息を止めます。
これで1ラウンド終了です。

column 2

クッキーを1枚、もう1枚、あと1枚。

ヨガ＝ダイエットによいというイメージがあるようですが、ヨガにも激しいものやホットヨガなどいろいろな種類があります。たとえば、この本で紹介するような夜ヨガの消費カロリー自体はそこまで高くありません。しかし、深いゆっくりとした呼吸や身体感覚に集中して行うことで、日中に蓄積した緊張のパターンを手放し、健康的なやり方でストレスを解消するためにはよいのです。

過度なストレスで暴飲暴食をし、体重が増えて困っている人にとっては、ヨガを定期的に行うことで食べる量が減り、緩やかに体重が減っていく、ということはありそうです。また、ヨガに親しむと自分のからだの声に耳を澄ますことが上手になります。内なる知性が目覚め、健康的なメニューを選ぶことがより容易《たやす》くなったり、ちょうどいい量を食べた自分に気づき、満足する心が養われます。

日中も、合間に深呼吸や「今、ここにある」感覚に集中することが、心のストレスを汲み上げます。天文学的な数値までストレス値が上昇すると、仕事が終わった後も、それを解消するように不健康な代償行為をとることになります。結果として夜寝る時間が遅くなり、翌朝疲れがとれません。

睡眠不足になると、人は高密度の糖質と脂質をやたらとほしがるようになり、たんぱく質の摂取量が減るそうです。食事の量も増えることがわかっています。コロラド大学で行われたある研究では、睡眠が足りないと活動量やエネルギー消費量が変わらない場合でも、体重が増えることが明らかになりました。満腹の信号を送る一連のホルモン、グレリン、レプチン、ペプチドYYの分泌が撹乱されたためで、とくに女性の被験者が夜多く食べることになったそうです。

夜は心にも疲労が蓄積し、自制心も低下しがち。2、3枚でやめておこうと思っていたクッキーが、もう1枚、もう1枚……なんてことに。できる範囲で早寝を心がけることや、夜ヨガで健康的なストレス解消法を実践することは、ダイエットにもよいことなのかもしれません。

part 3

今日のからだをほどく
ZZZのヨガ

からだをほどくZZZのヨガ

ヨガと耳にしたとき、元気で活発な印象があると思います。日の当たるところで勇者のポーズや柔軟性を求められるポーズを練習しているイメージを持つ方も多いでしょう。しかし、本来のヨガは心とからだを、今ここに結びつけるものに役立つものでもあります。

この本では、ポーズ（アーサナ）の中でも、睡眠の質を高める目的で練習すると役に立つポーズを選びました。日中は神経を使いっぱなし、座りっぱなし、立ちっぱなしになりがちです。からだのどこかに疲れやこり、血液のめぐりの悪さが生じると、睡眠の質が下がることがあります。からだのこりをほぐしたり、クセをリセットすることで、その結果からだにつながっている心もスッキリと穏やかな状態になります。また、これらのポーズをとってからpart4のヨガニードラを行うと、さらに気持ちよくからだを横たえられます。

一日中スーツを着て身をキュッと固めていることから生じる首や背中のこりを緩和する、椅子に座りっぱなしの骨盤まわりのめぐりをよくする、上がってしまった気を下に落ち着かせる、循環が悪くなってしまった血流を改善する、神経を沈静化させグラウディング（今、ここにいる）させる。これらをポイントにしたポーズを15紹介しています。

その日のからだの状態で、やりやすいもの、好きなものを選んで行ってください。何ポーズでもかまいません。

ZZZのヨガの準備

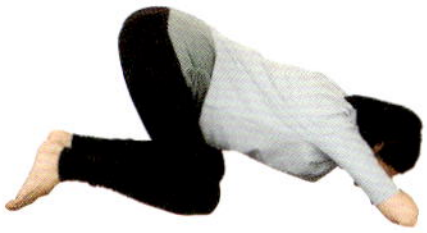

部屋

寝室やリビング、布団の上でもOK。壁を使うポーズも紹介しているので、家具などを置いていない壁面を確保してください。照明は、寝る前ですので間接照明やキャンドルがいいでしょう。

服装

部屋着やパジャマなど、からだを締めつけない動きやすいものがいいでしょう。着ていて心地いいものを選んでください。

あるといいもの

・タオル…ポーズをとるときに、からだの硬さで伸ばしにくいときに。スポーツタオルや手ぬぐいなど長さのあるものがいいです。

・大きめのバスタオルやヨガマット…フローリングなど固いところの上でポーズをとるときに。布団の上や畳の部屋ではマットは敷かなくてOKです。

呼吸

腹式呼吸（→34ページ）でポーズをとります。ポーズ中は呼吸を深く、心地いいリズムで続けてください。

骨盤まわりのめぐりを上げる

動物のポーズ

Start Position
床に正座をします。

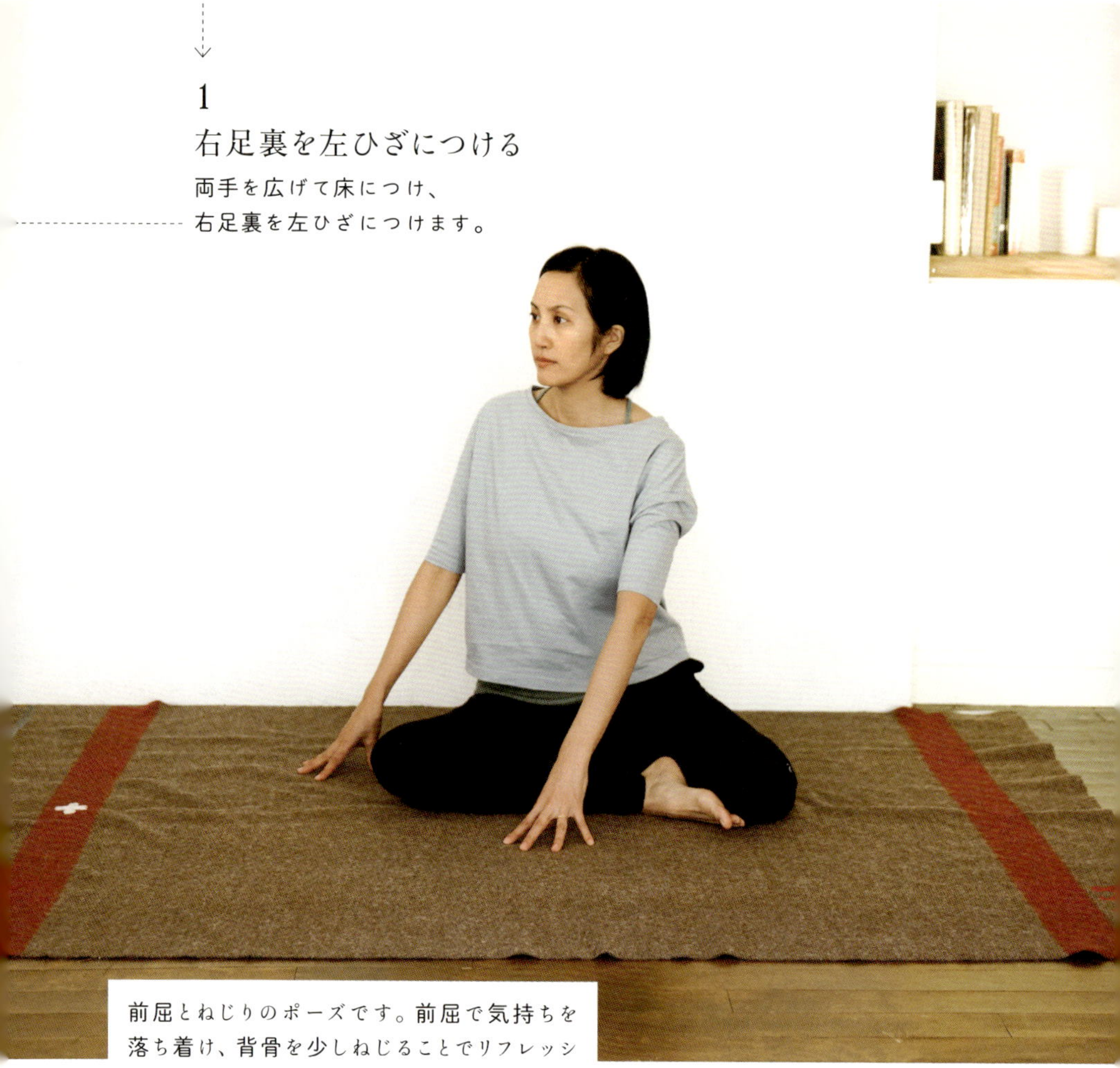

1
右足裏を左ひざにつける
両手を広げて床につけ、
右足裏を左ひざにつけます。

前屈とねじりのポーズです。前屈で気持ちを落ち着け、背骨を少しねじることでリフレッシュします。ヒールを一日中履いた日や椅子に座りっぱなしのとき、気疲れしているときなど、一日の終わりにリラックスできます。

2
上半身を右側にねじり前屈

上半身を右側にねじり、左手を伸ばしながらからだを前にたおし胸の中心が右ひざで圧迫されるように調整します。

腹式呼吸を５回。

3
左側も同じように行います。

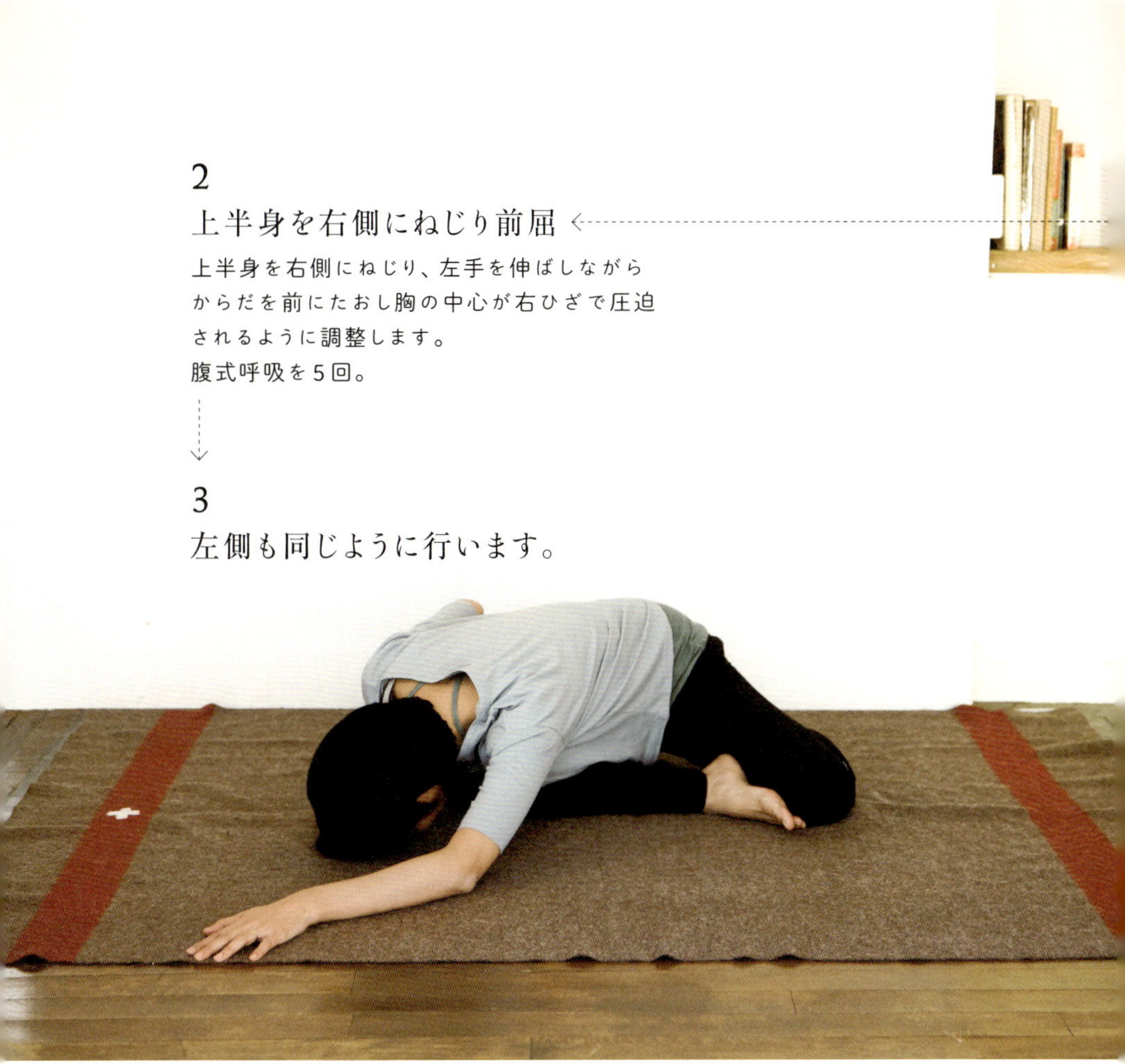

下半身の滞りを解消する

椅子を使った開脚のポーズ

Start Position
椅子を準備します。

1
両脚を開いて伸ばす

両脚を開いて、椅子の前に座ります。
股関節から背中をまっすぐキープしたまま前屈し、
額を休ませます。
椅子から離れて床に座ると、
ストレッチが強まり、近づくと弱まります。
腹式呼吸を5回。

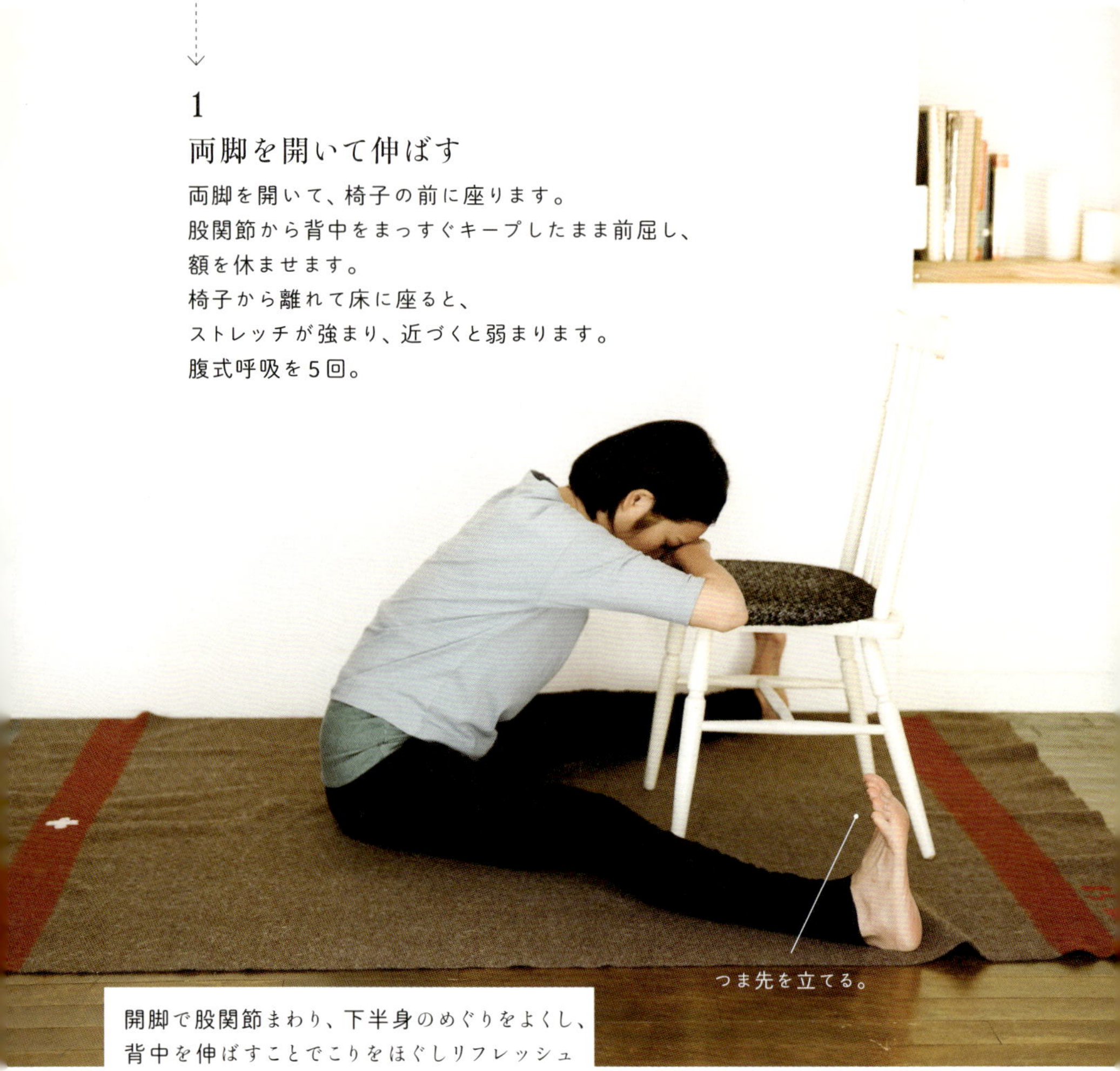

開脚で股関節まわり、下半身のめぐりをよくし、背中を伸ばすことでこりをほぐしリフレッシュさせます。両脚は気持ちいいくらいに開けばOKです。

・股関節
・背中のこり
・リラックス

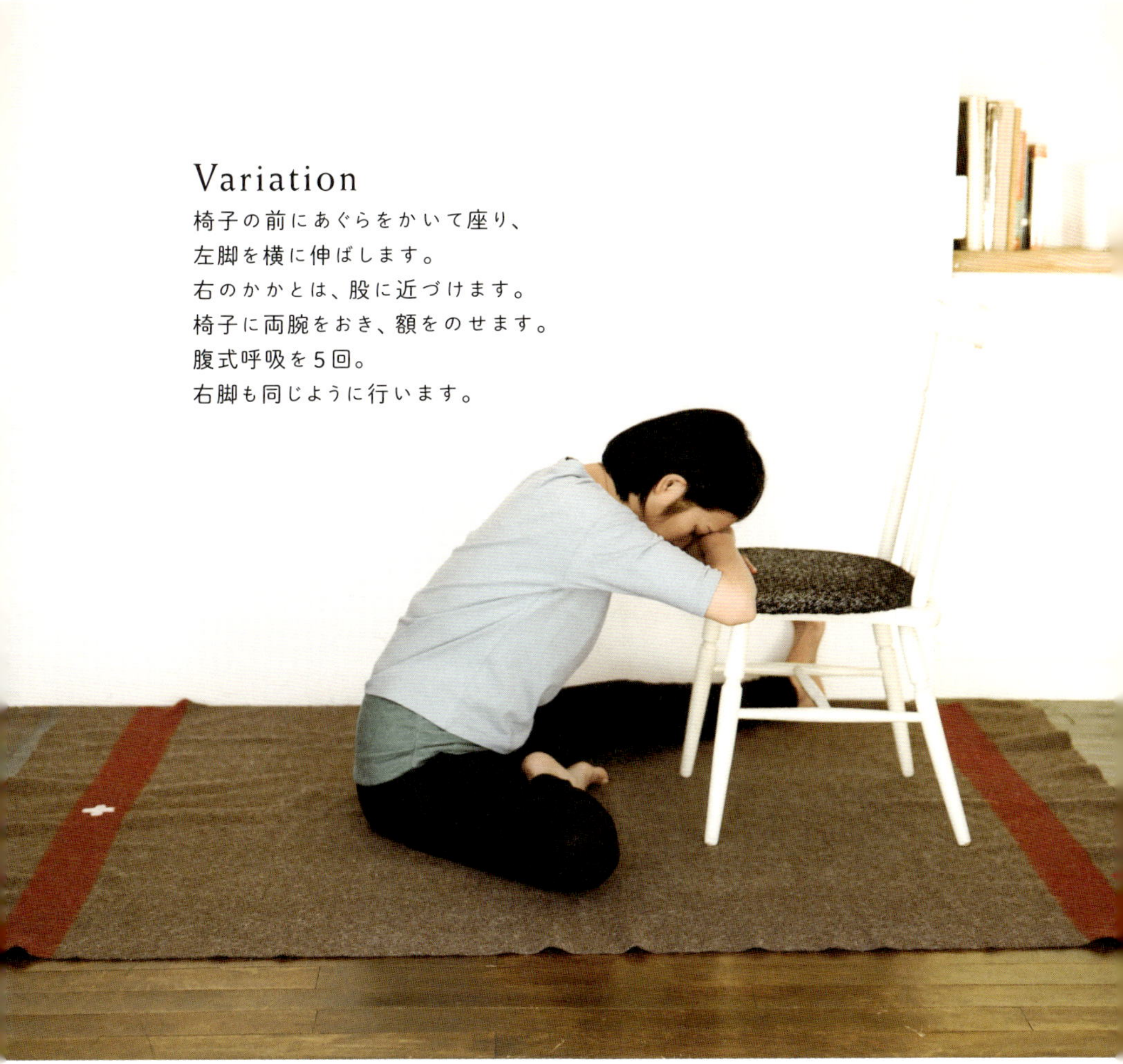

Variation

椅子の前にあぐらをかいて座り、
左脚を横に伸ばします。
右のかかとは、股に近づけます。
椅子に両腕をおき、額をのせます。
腹式呼吸を5回。
右脚も同じように行います。

腸内環境を整える

ガス抜きのポーズ（アパナーサナ）

Start Position
床に仰向けになる。

1
ひざを抱えておなかに引き寄せる

両ひざを抱えて、グーッとおなかのほうに引っ張ります。
同時に座骨を床にかえすようにします。
腹式呼吸を5回。

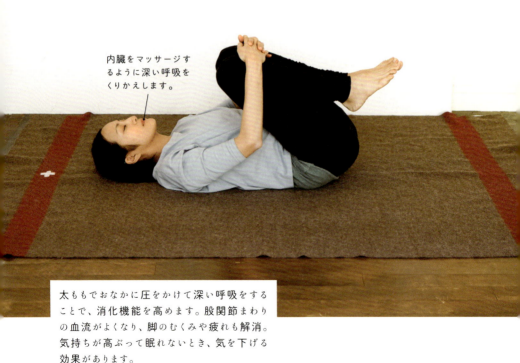

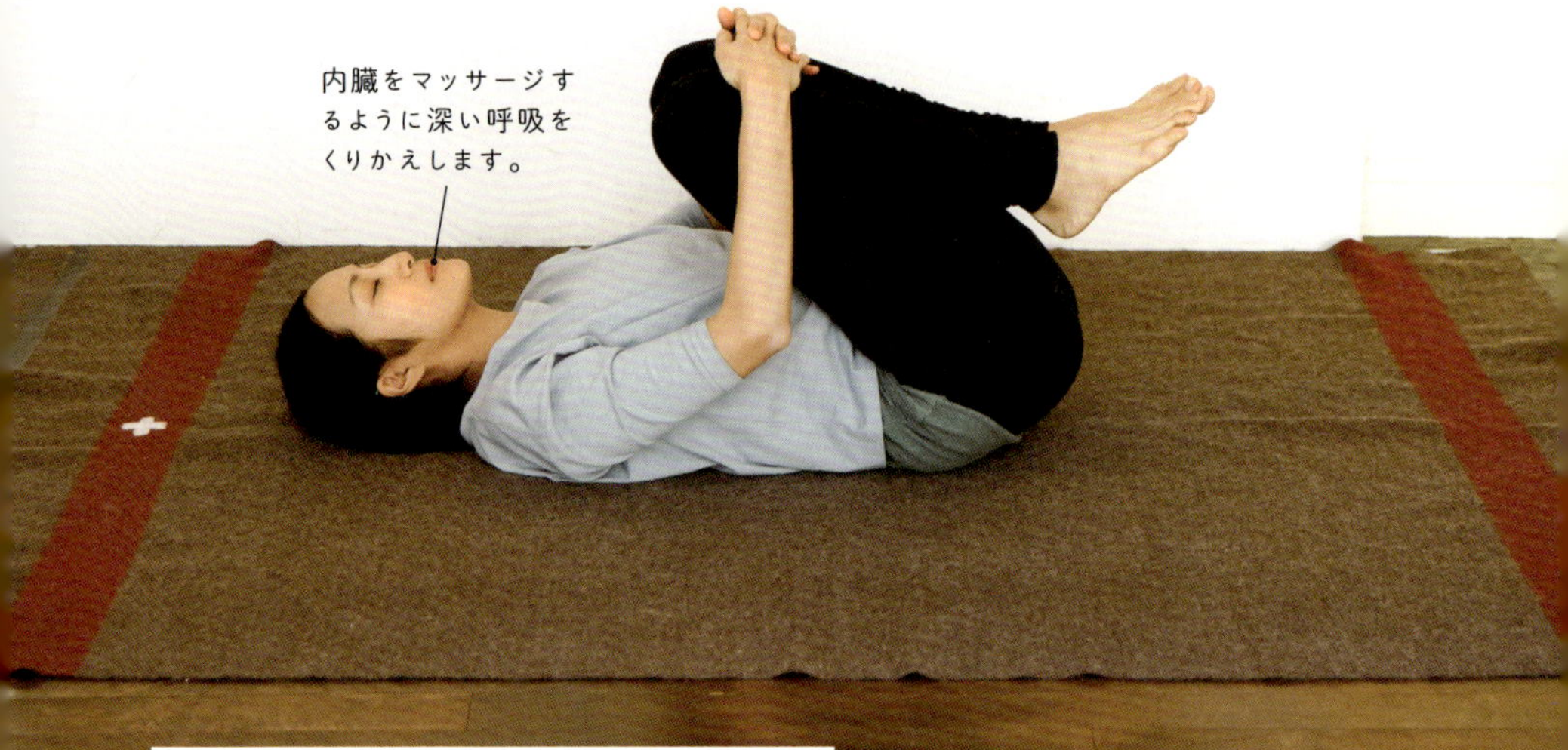
内臓をマッサージするように深い呼吸をくりかえします。

太ももでおなかに圧をかけて深い呼吸をすることで、消化機能を高めます。股関節まわりの血流がよくなり、脚のむくみや疲れも解消。気持ちが高ぶって眠れないとき、気を下げる効果があります。

Variation

足首をクロスして両手で持ち、
おなかに引き寄せます。
腹式呼吸を5回。

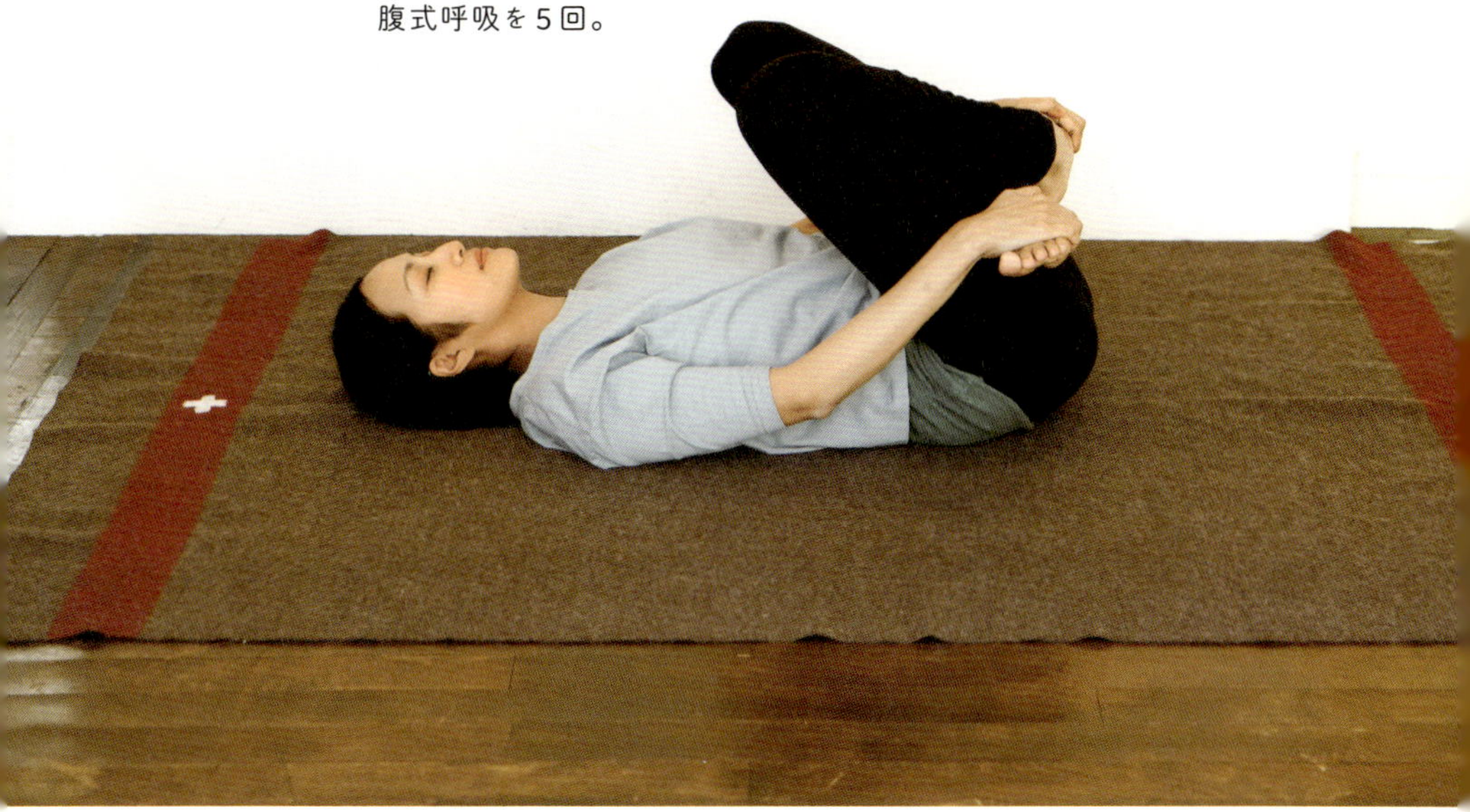

ポーズが終わったら、シャバーサナ（仰向けでリラックス）で、一度からだを完全にほどきます。

お尻まわりのこりをほどく

針の穴のポーズ

Start Position
仰向けになり、両ひざを立てます。

1
両脚を上げて、片脚にかける
両脚を上げて、
右足首を左もも上におきます。

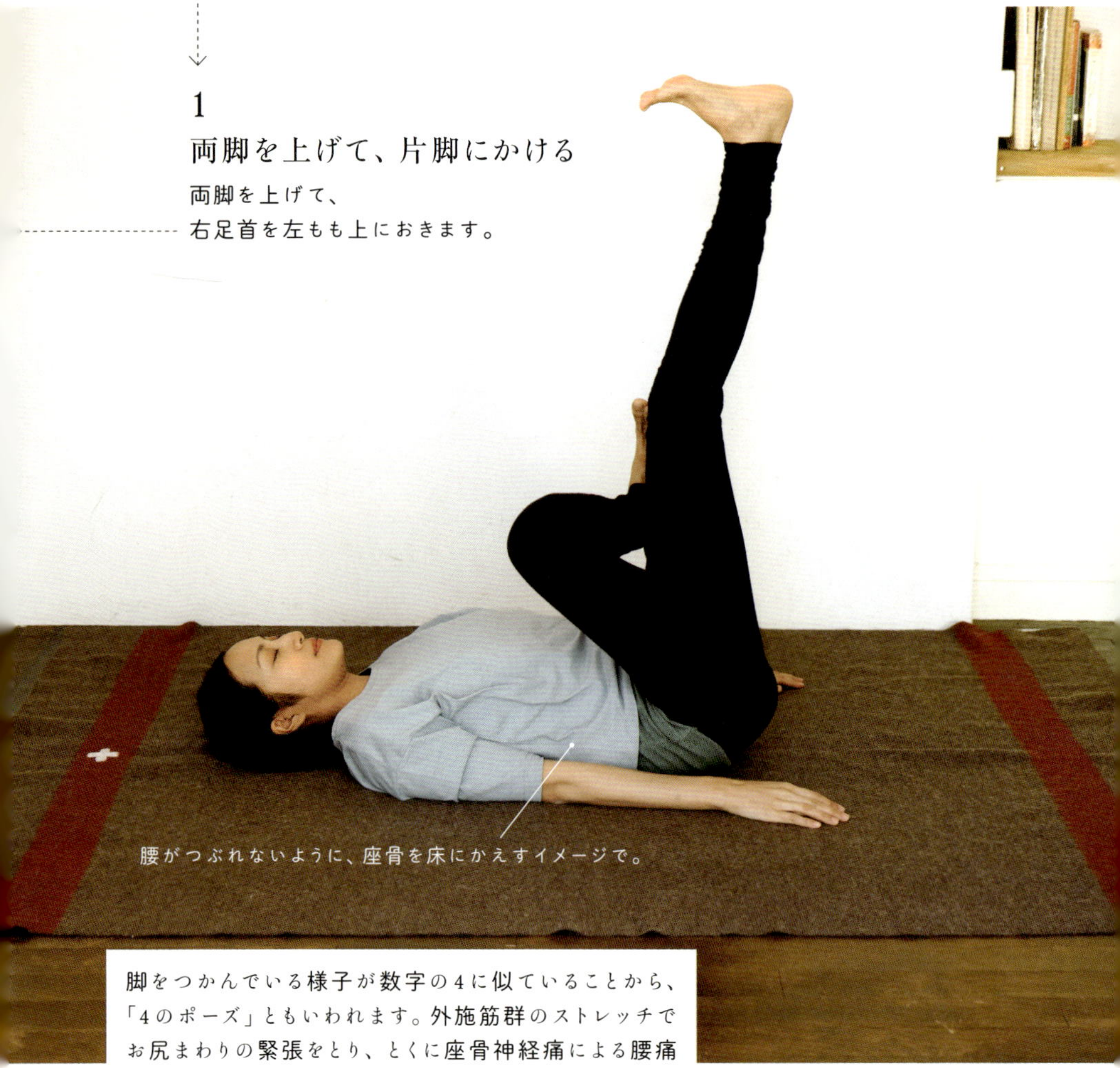

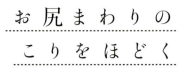

腰がつぶれないように、座骨を床にかえすイメージで。

脚をつかんでいる様子が数字の4に似ていることから、「4のポーズ」ともいわれます。外施筋群のストレッチでお尻まわりの緊張をとり、とくに座骨神経痛による腰痛を解消します。腰痛の人は毎日行うといいと思います。立ちっぱなし、座りっぱなしの姿勢が続いたとき、赤ちゃんを長時間抱っこした日にも。

2
左脚を左肩へ引き寄せる

両手で左ひざを持ち、左肩のほうへ
引き寄せます。右ひざは右肩から遠ざけます。
腹式呼吸を5回。

手が届かないときは、
手ぬぐいやタオルを
使ってもOK。

3

反対側も行います。

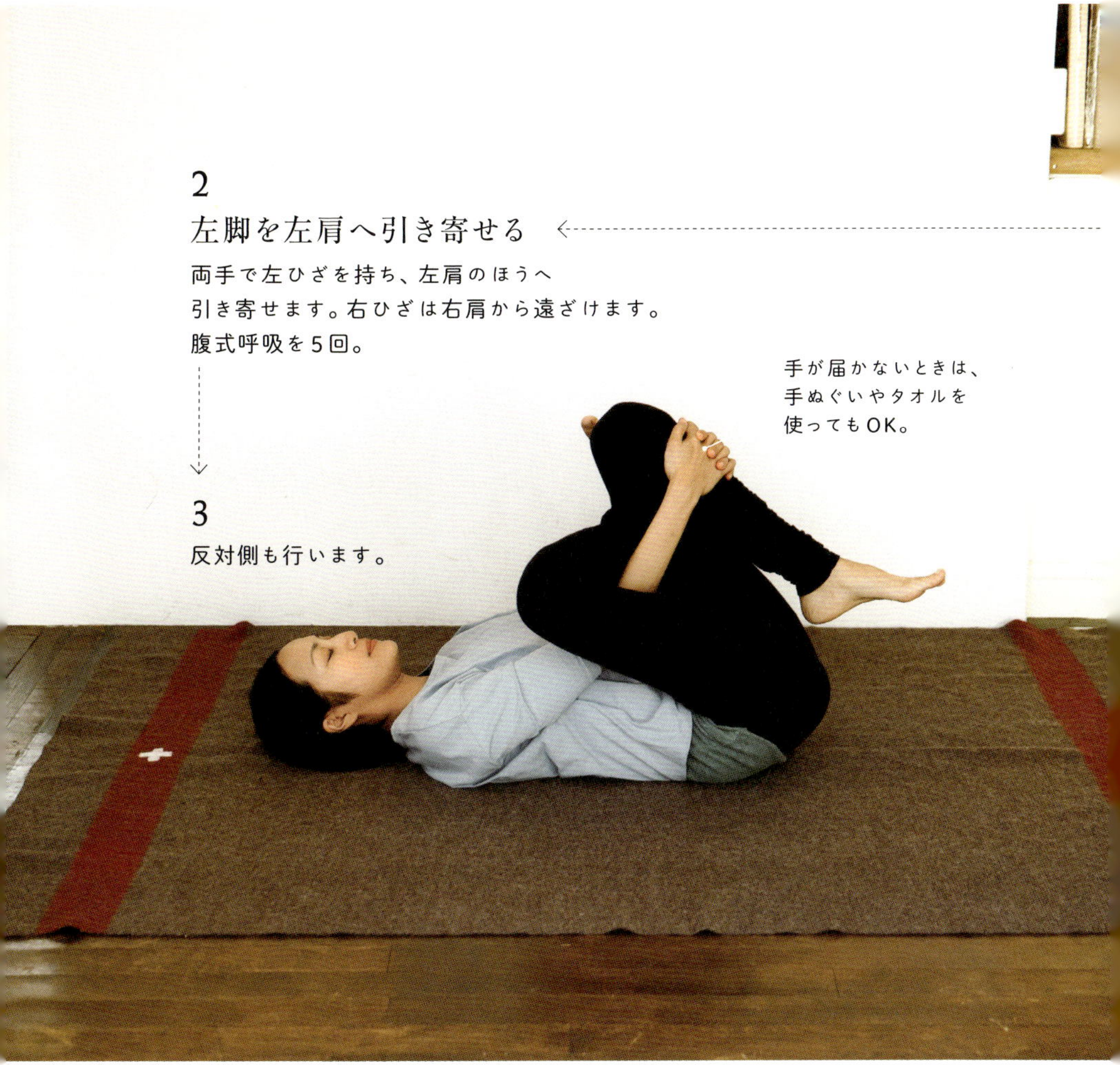

新鮮な空気を取り込んで、全身を活性化させる

腕を頭上に伸ばすポーズ

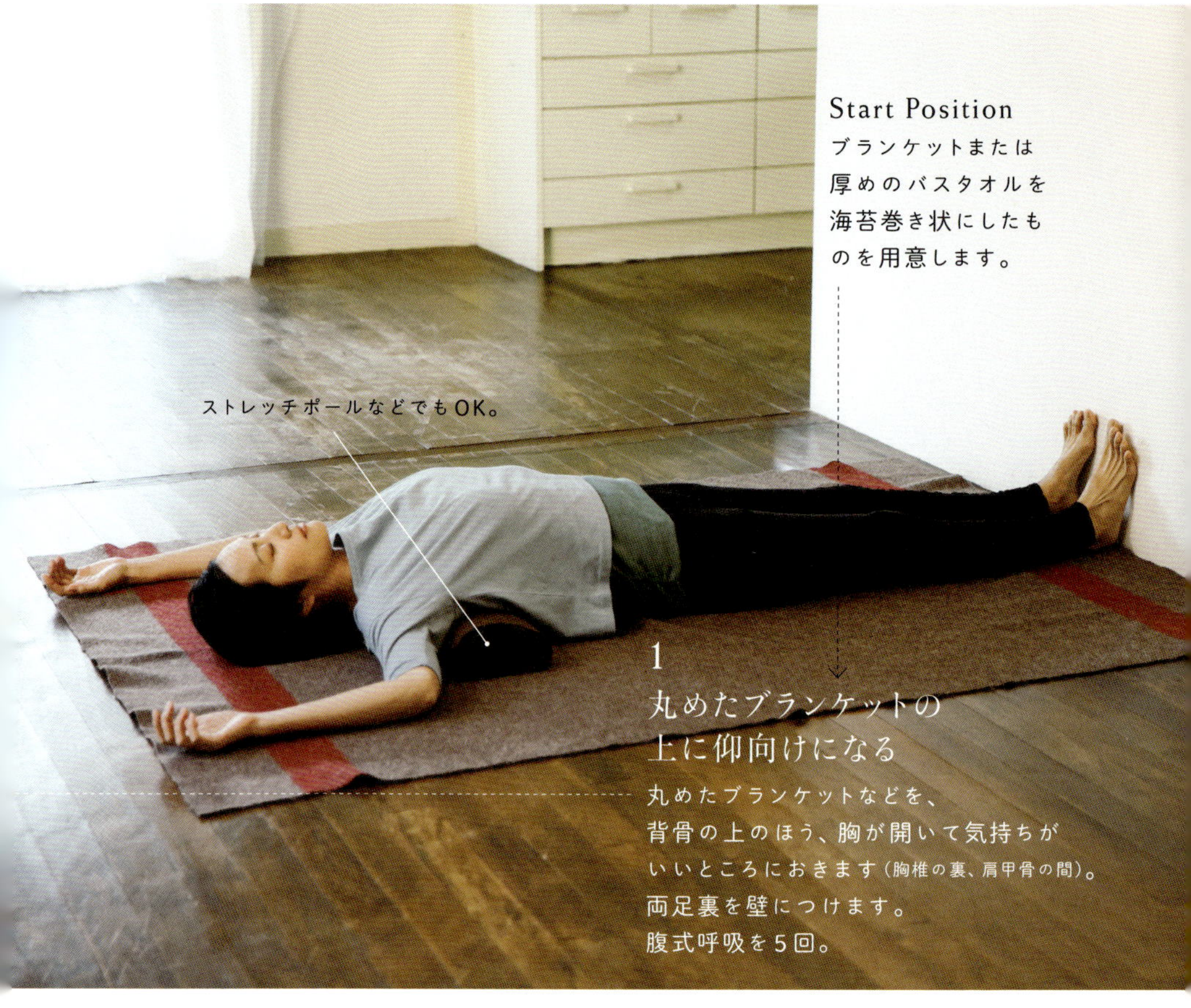

ストレッチポールなどでもOK。

Start Position
ブランケットまたは厚めのバスタオルを海苔巻き状にしたものを用意します。

1 丸めたブランケットの上に仰向けになる

丸めたブランケットなどを、背骨の上のほう、胸が開いて気持ちがいいところにおきます（胸椎の裏、肩甲骨の間）。両足裏を壁につけます。腹式呼吸を5回。

日中前傾姿勢のために陥没してしまった胸を開き、からだをニュートラルに戻すポーズです。腕のポジションを上げて胸郭を広げることで、呼吸がしやすくなります。疲れていて何もしたくないときに。

・首・肩のこり
・姿勢改善
・リラックス

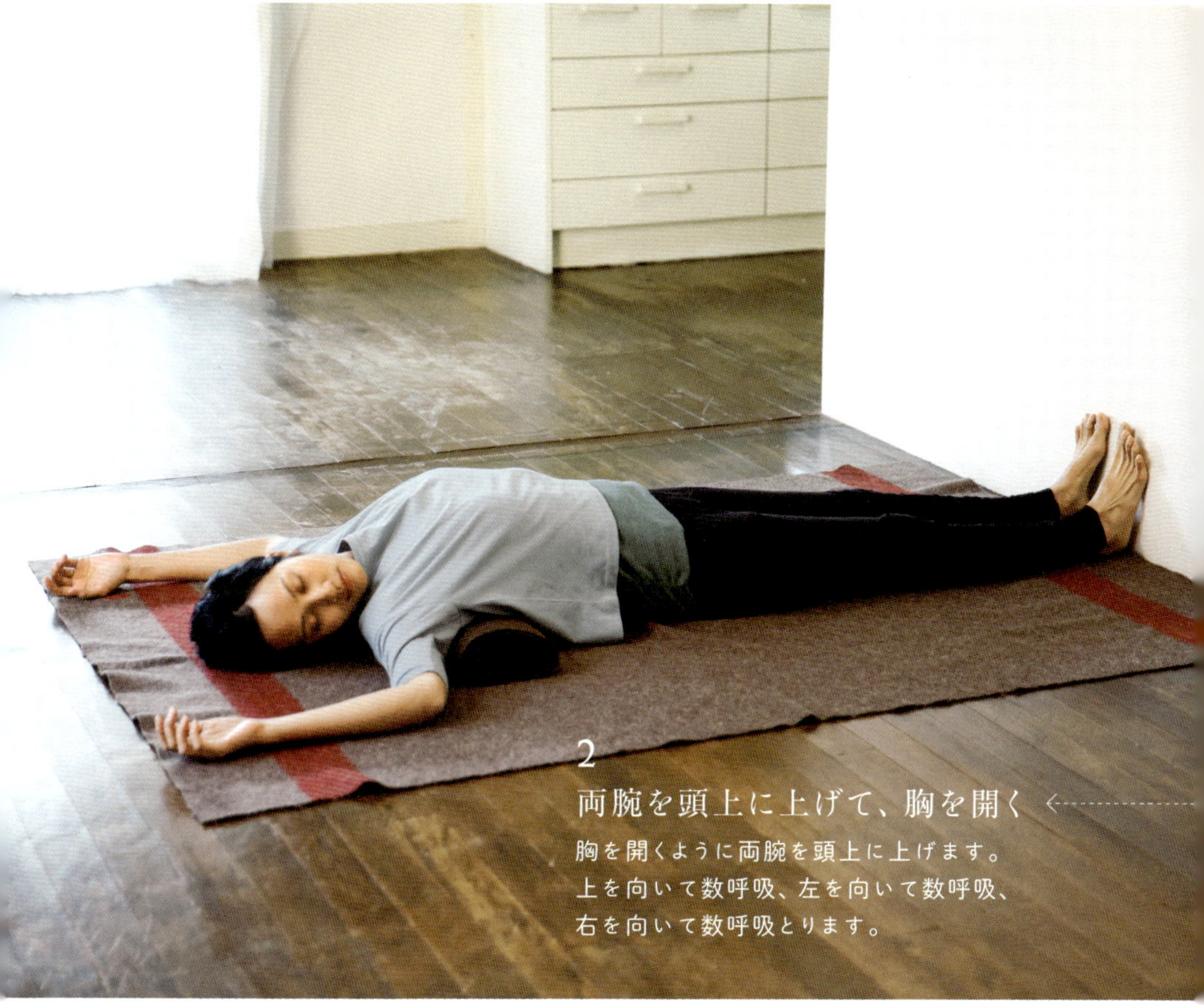

2
両腕を頭上に上げて、胸を開く

胸を開くように両腕を頭上に上げます。
上を向いて数呼吸、左を向いて数呼吸、
右を向いて数呼吸とります。

骨盤まわりの緊張をリリース

合《がっ》蹠《せき》のポーズ

Start Position
背中を壁につけて座り、
頭頂部から尾骨まで
まっすぐにします。

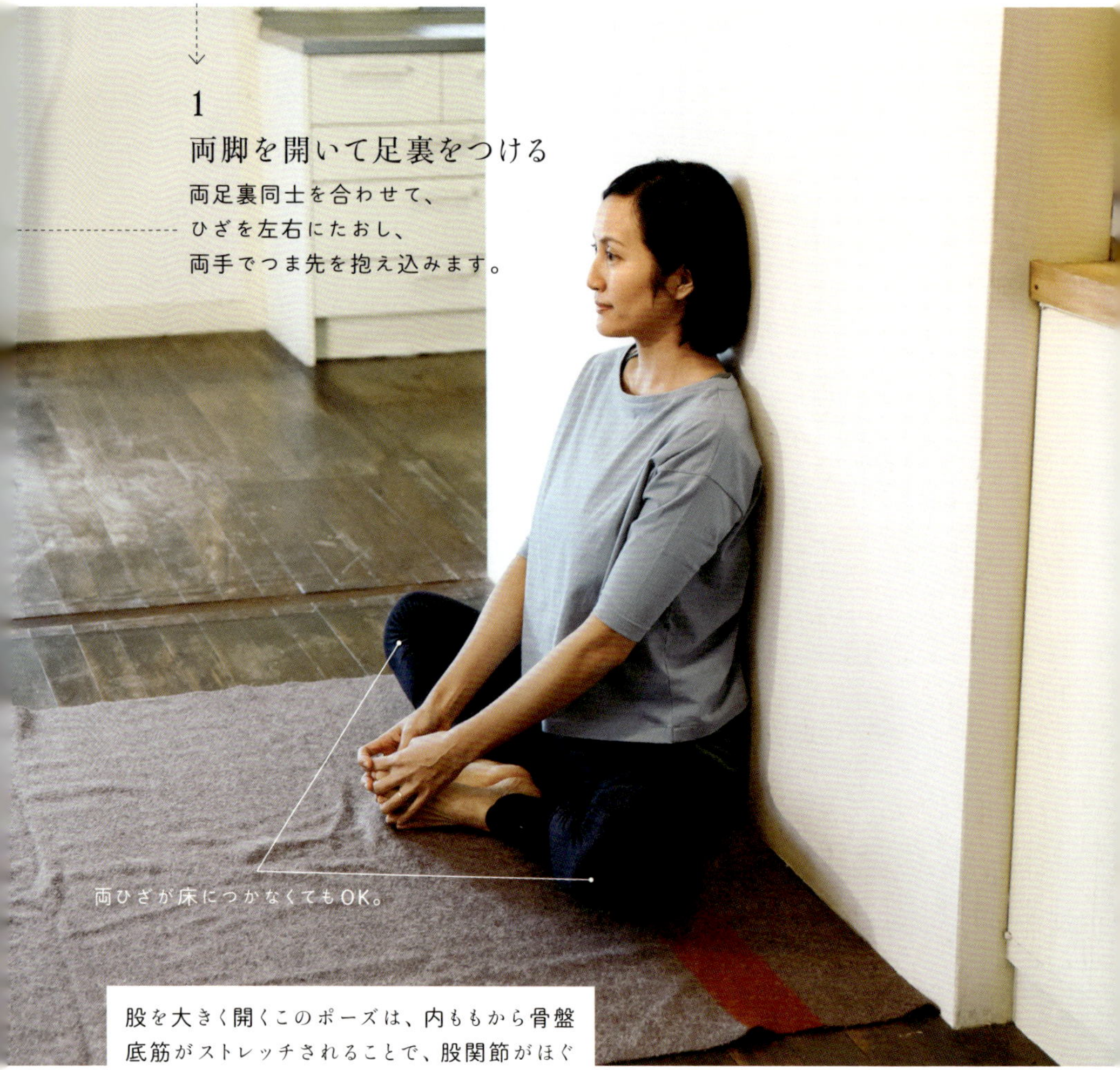

1
両脚を開いて足裏をつける

両足裏同士を合わせて、
ひざを左右にたおし、
両手でつま先を抱え込みます。

両ひざが床につかなくてもOK。

股を大きく開くこのポーズは、内ももから骨盤底筋がストレッチされることで、股関節がほぐれ骨盤まわりのめぐりをよくします。デスクワークなどずっと座りっぱなしで、骨盤まわりがかたくなっているときに。生理不順や男女の妊活にも。

・骨盤まわり
・リラックス

2
からだを前にたおす

おなかに深い呼吸が入ったことを
確認してから、目を軽く閉じて
両手を前に少しずつ歩かせます。
内ももにストレッチがほどよく効いて
いるところでキープ。
腹式呼吸を5回。

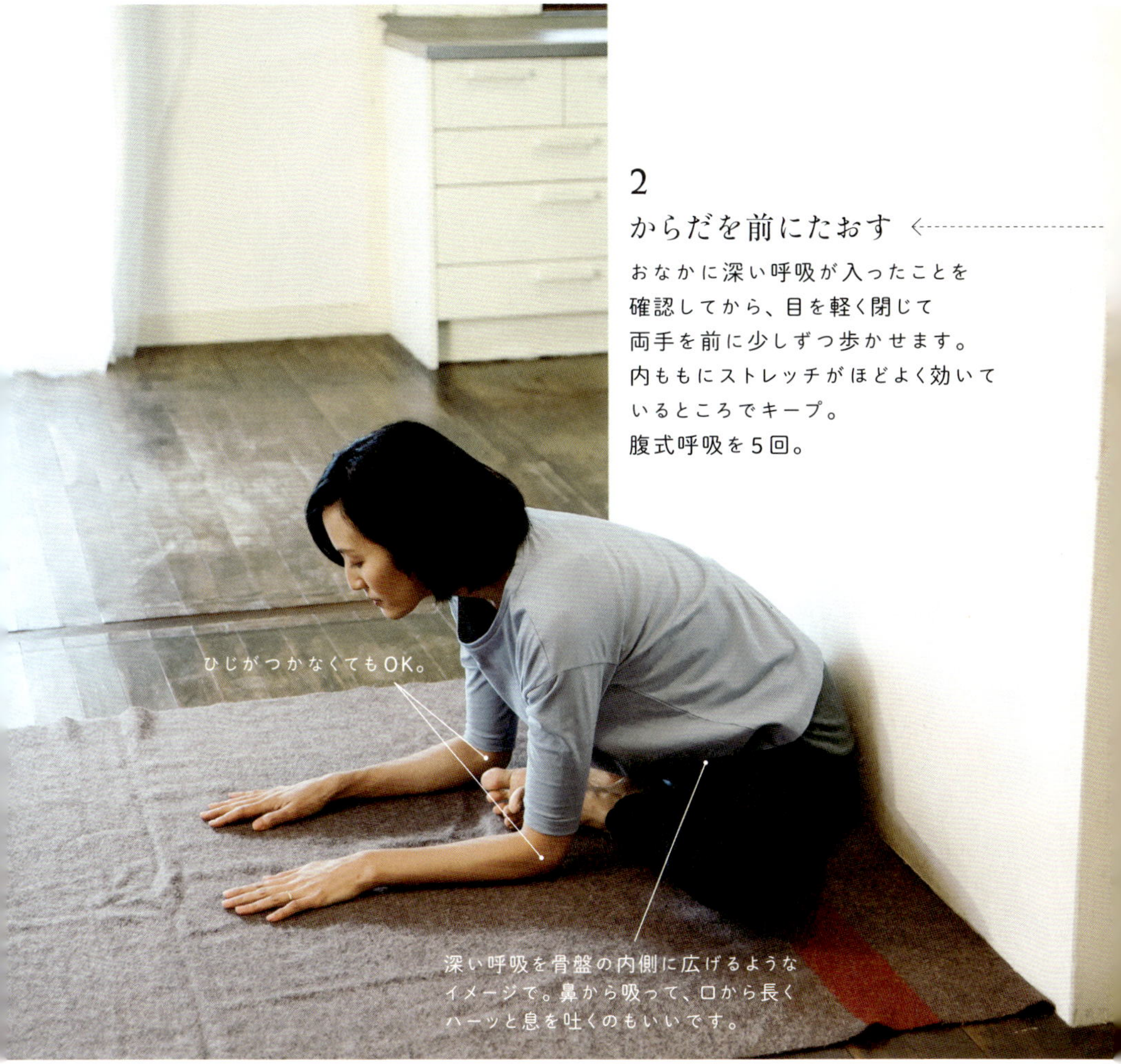
ひじがつかなくてもOK。
深い呼吸を骨盤の内側に広げるような
イメージで。鼻から吸って、口から長く
ハーッと息を吐くのもいいです。

＊ひざに痛みがある場合は行わないでください。

脚を高くして、だるさやむくみをとる

壁に足をかけるポーズ（ヴィパリータカラーニ）

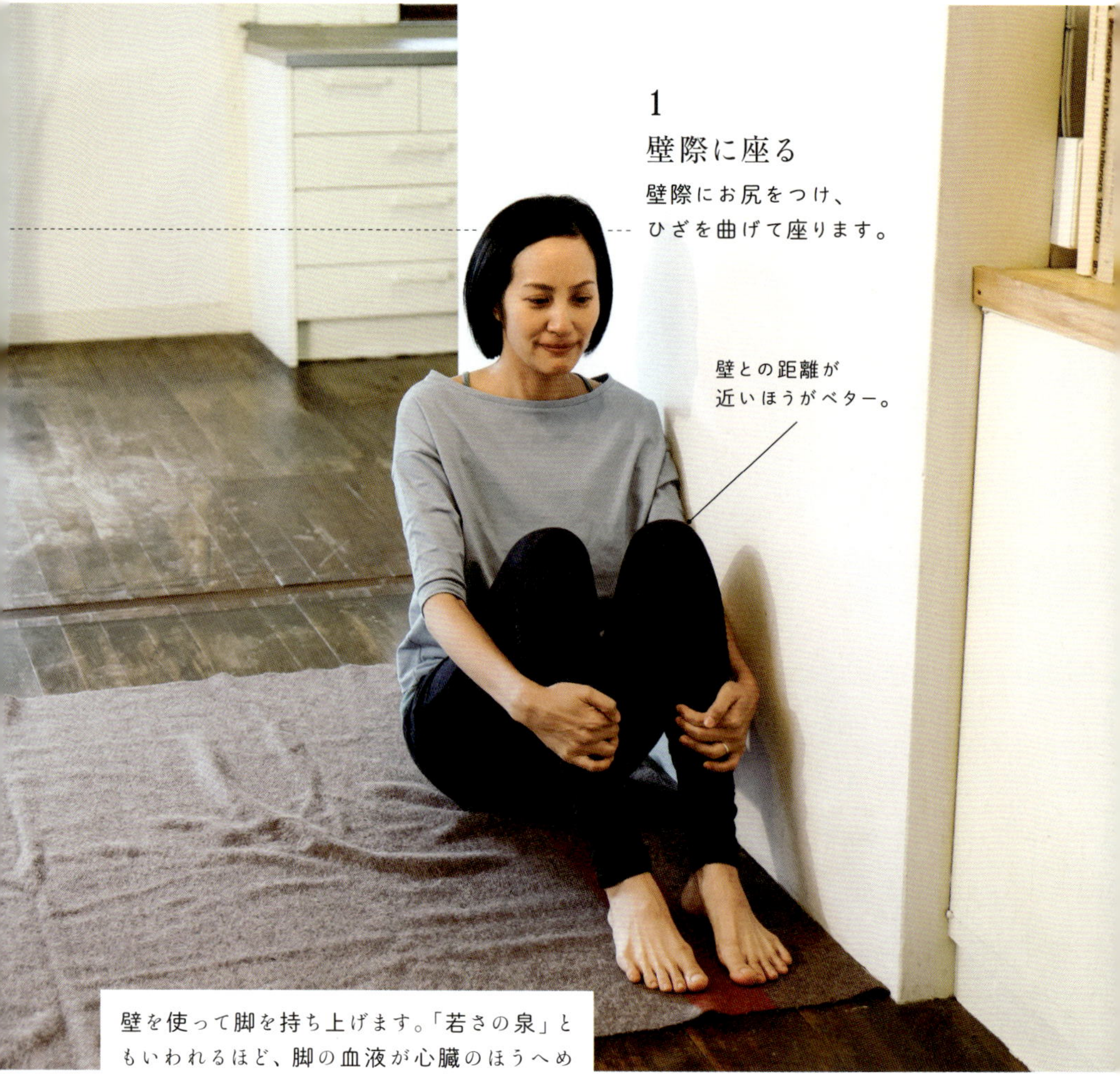

1

壁際に座る

壁際にお尻をつけ、
ひざを曲げて座ります。

壁との距離が
近いほうがベター。

壁を使って脚を持ち上げます。「若さの泉」ともいわれるほど、脚の血液が心臓のほうへめぐってストレス反応を停止させるポーズ。
気持ちも落ち着きます。疲れて何もしたくないときに。

・脚
・ホルモンバランス調整
・リラックス

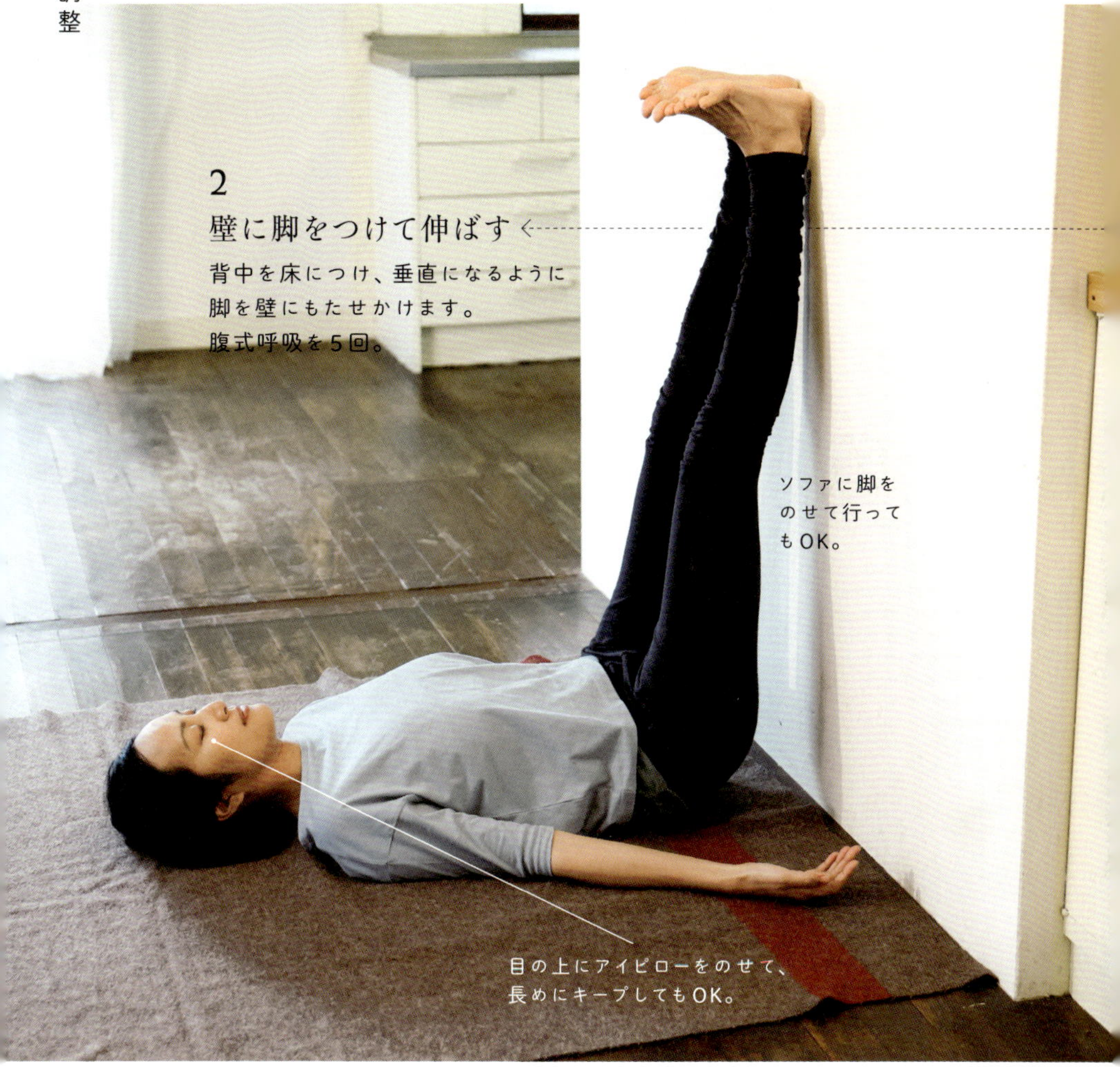

2
壁に脚をつけて伸ばす

背中を床につけ、垂直になるように
脚を壁にもたせかけます。
腹式呼吸を5回。

ソファに脚を
のせて行って
もOK。

目の上にアイピローをのせて、
長めにキープしてもOK。

ぐっすり眠れる

肩立ちのポーズ

Start Position
壁際にお尻をつけ、
ひざを曲げて座ります。

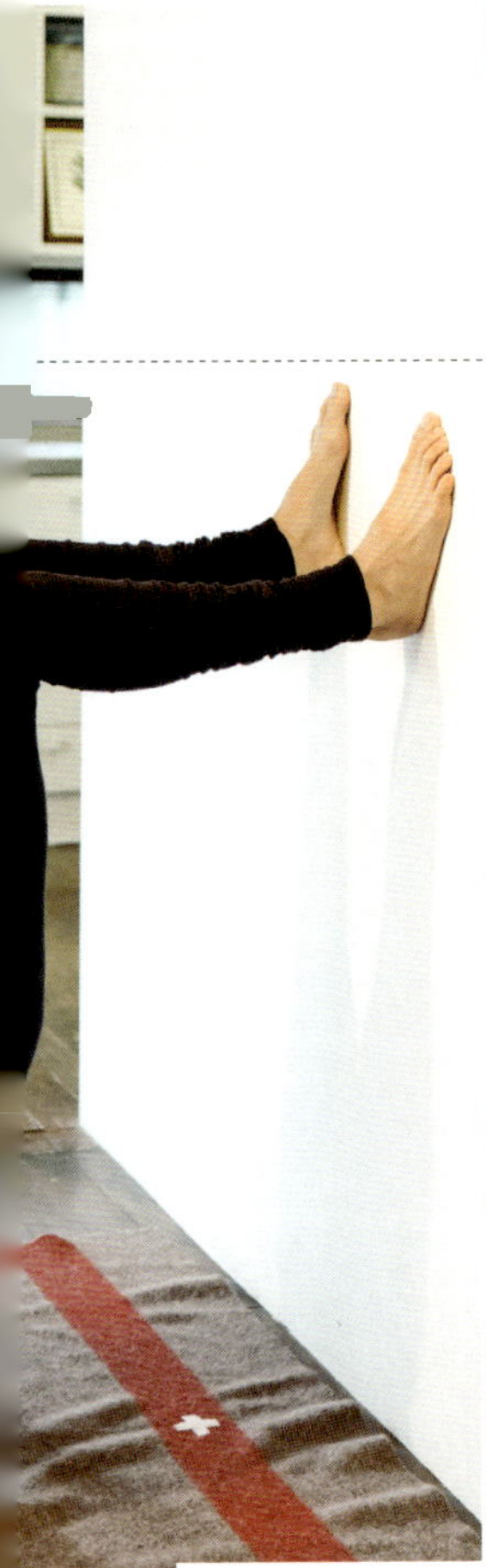

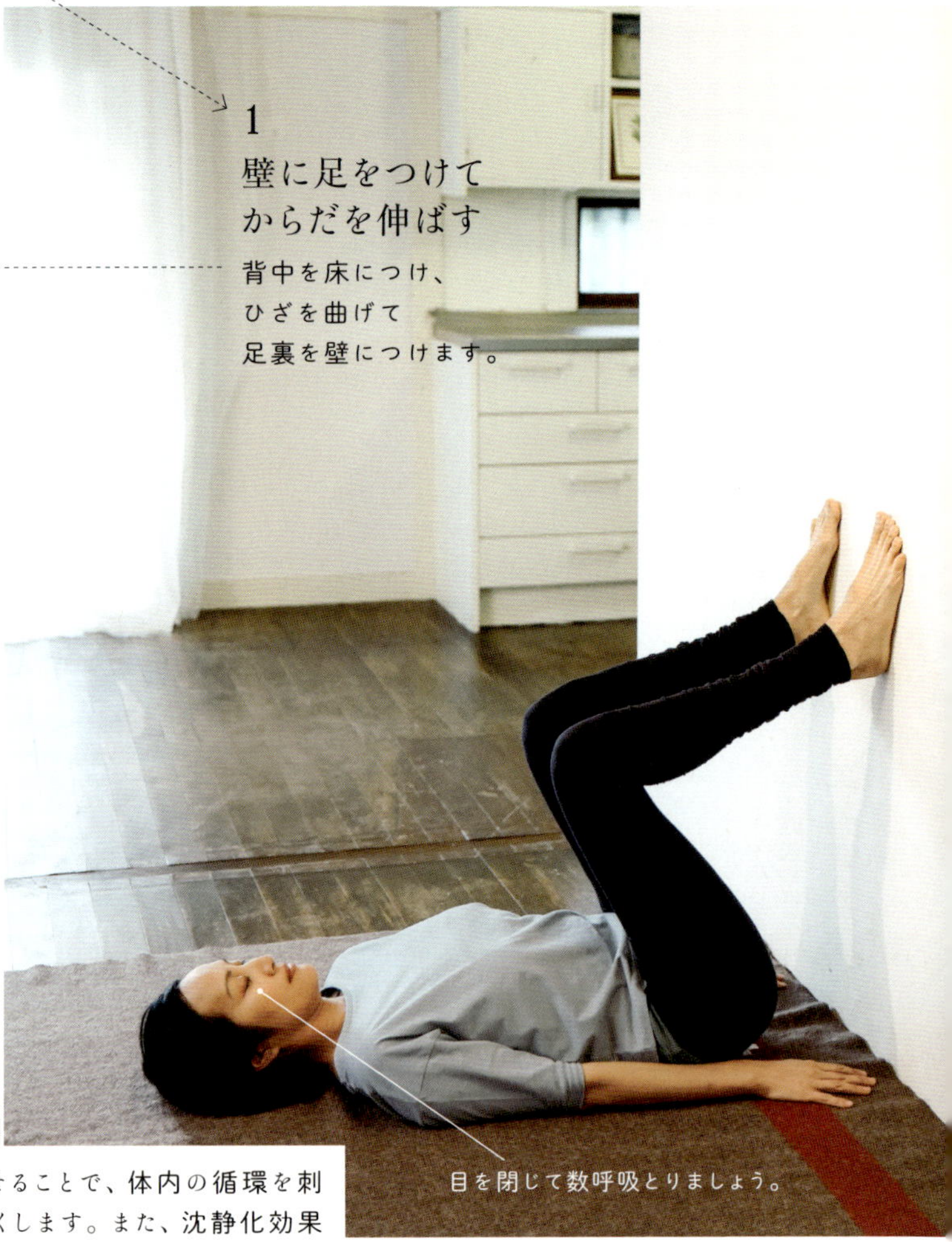

1
壁に足をつけて
からだを伸ばす

背中を床につけ、
ひざを曲げて
足裏を壁につけます。

目を閉じて数呼吸とりましょう。

からだを逆転させることで、体内の循環を刺激し、めぐりをよくします。また、沈静化効果があり、気持ちが落ち着いて副交感神経を強く優位にすることで、快眠につなげます。

・内臓の不調
・肩こり
・神経沈静化
・血流を改善
・リラックス

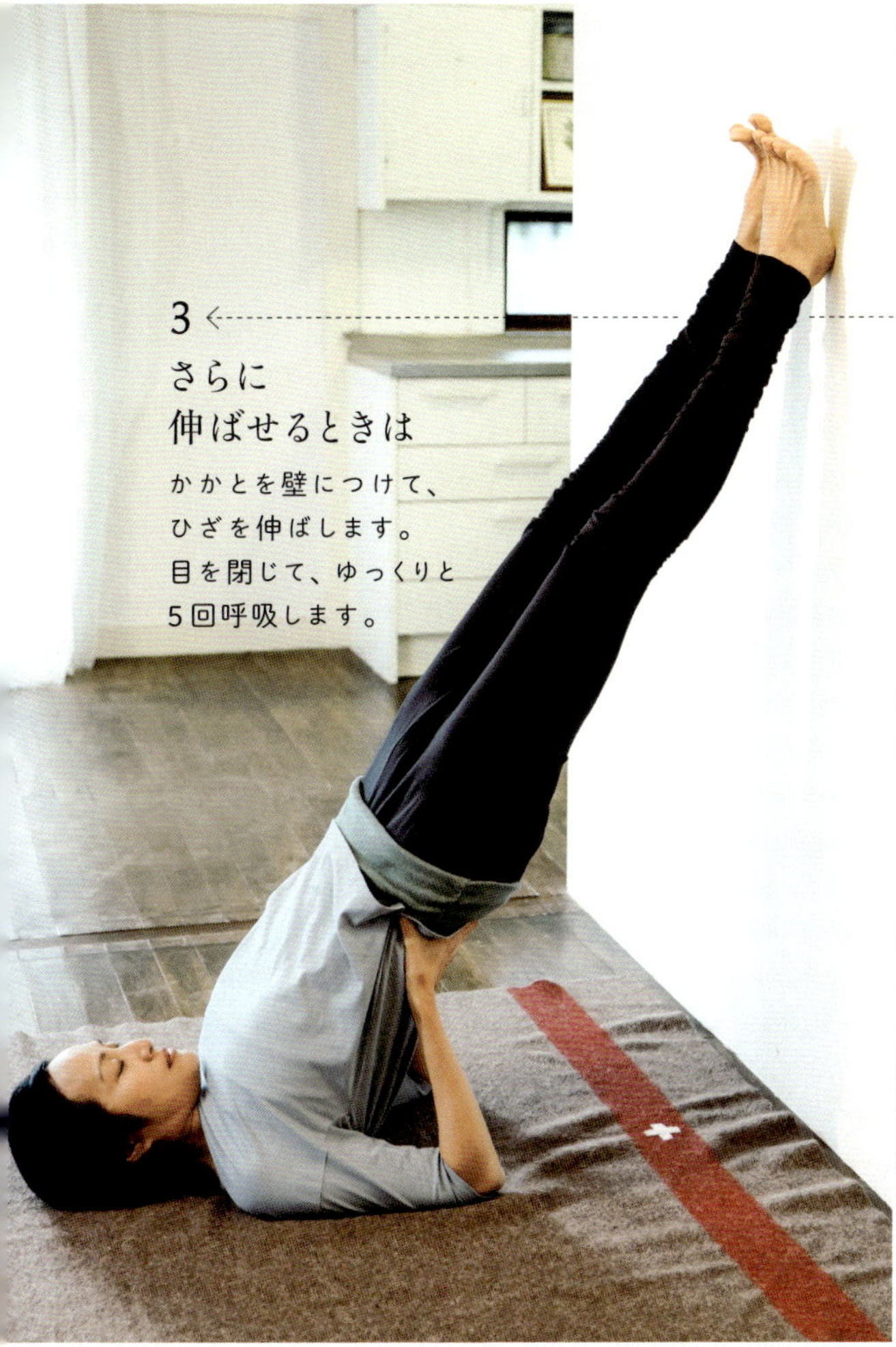

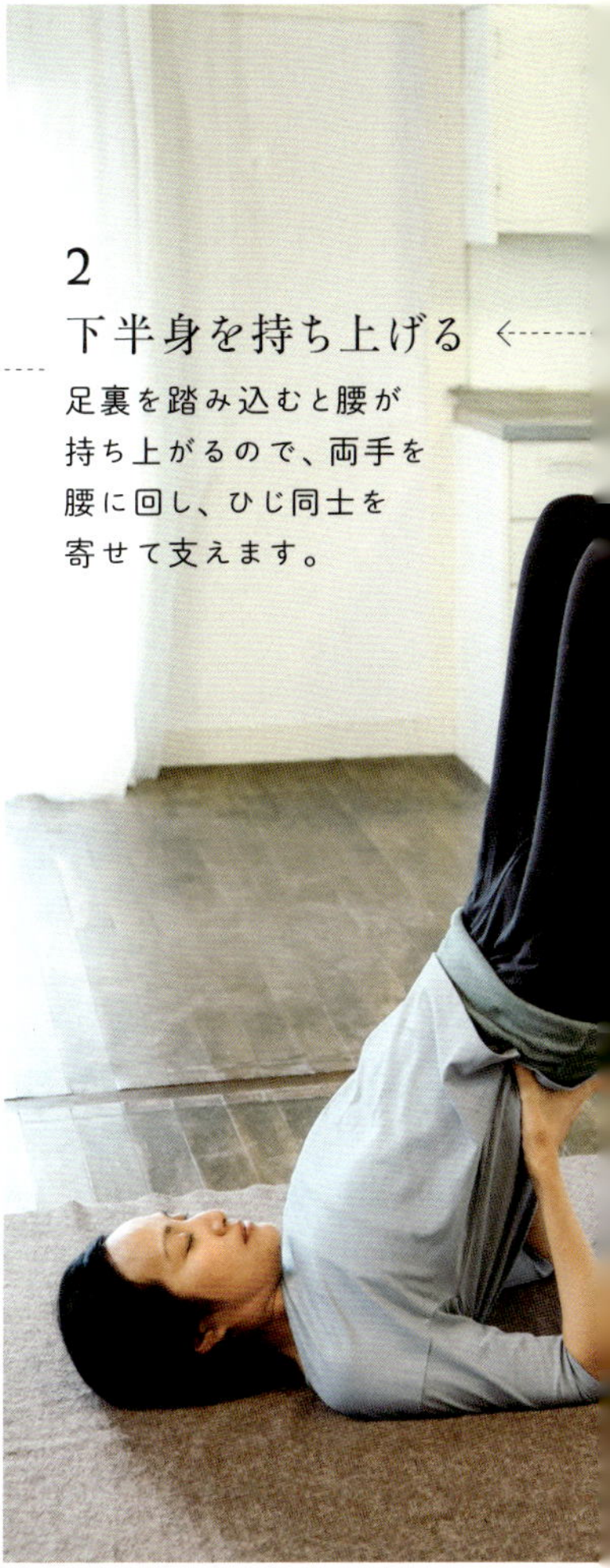

2
下半身を持ち上げる

足裏を踏み込むと腰が
持ち上がるので、両手を
腰に回し、ひじ同士を
寄せて支えます。

3
さらに伸ばせるときは

かかとを壁につけて、
ひざを伸ばします。
目を閉じて、ゆっくりと
5回呼吸します。

ほどき方…来た道を戻るように、ひざを曲げて足裏を壁につけ、ひじを少し開き背中、腰、お尻の順に床に戻していきます。
＊首に負担がかかるので、頸椎《けいつい》に異常のある方、ヘルニアの方、生理中の方は1番までにしてください。

猫背の緩和、下半身のめぐりがよくなる

橋のポーズ

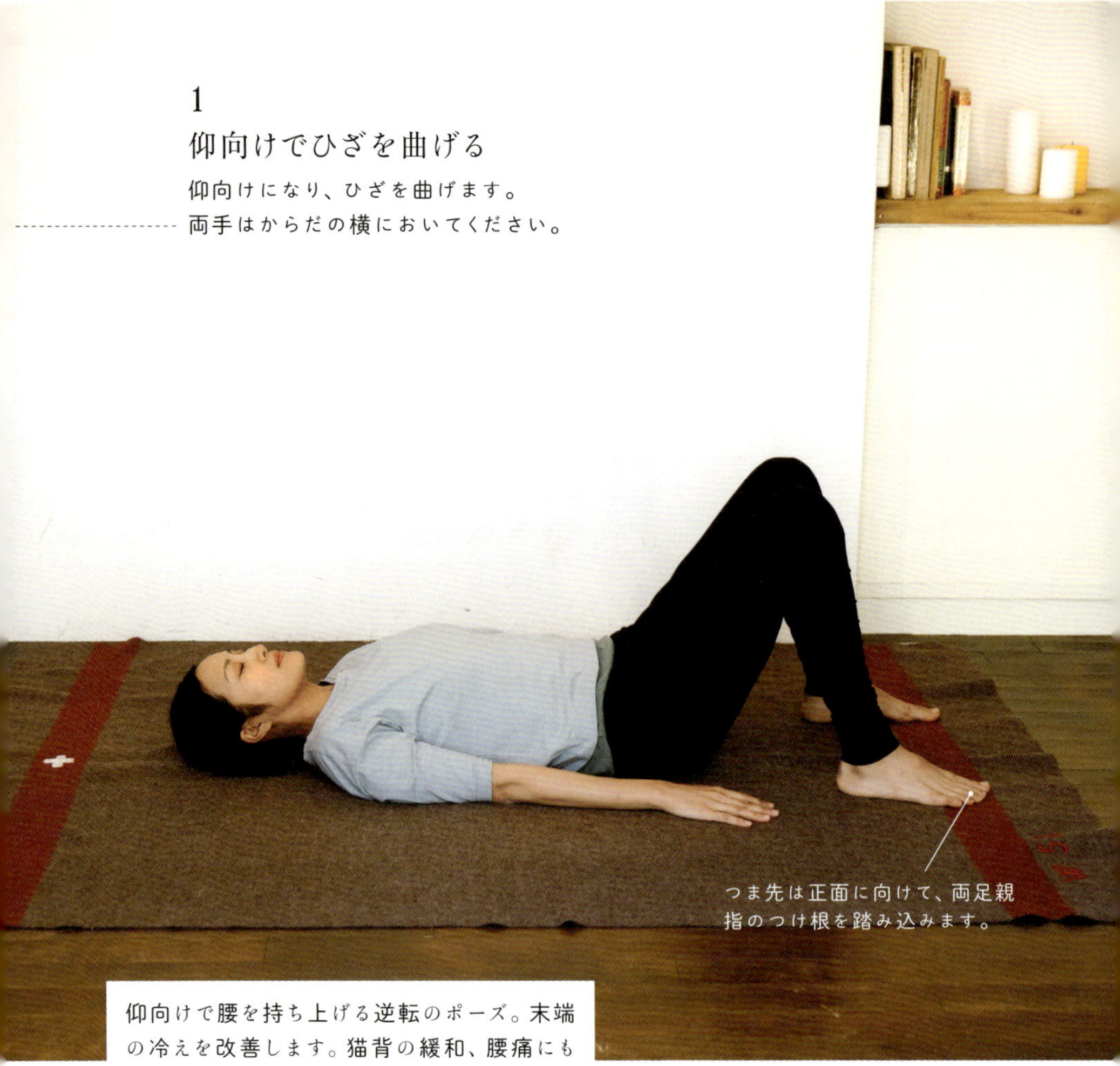

1
仰向けでひざを曲げる

仰向けになり、ひざを曲げます。
両手はからだの横においてください。

つま先は正面に向けて、両足親指のつけ根を踏み込みます。

仰向けで腰を持ち上げる逆転のポーズ。末端の冷えを改善します。猫背の緩和、腰痛にもよいので、デスクワークなど座りっぱなしのときにも。心臓よりも高く脚を上げた状態で、数回呼吸をすると、頭に血がめぐりリラックスできます。

- 股関節
- 生理不順
- PMS
- リラックス

2
バンザイで腰を上げる

バンザイの姿勢にして胸を開き、
息を吸いながら腰を持ち上げます。
腹式呼吸を5回。

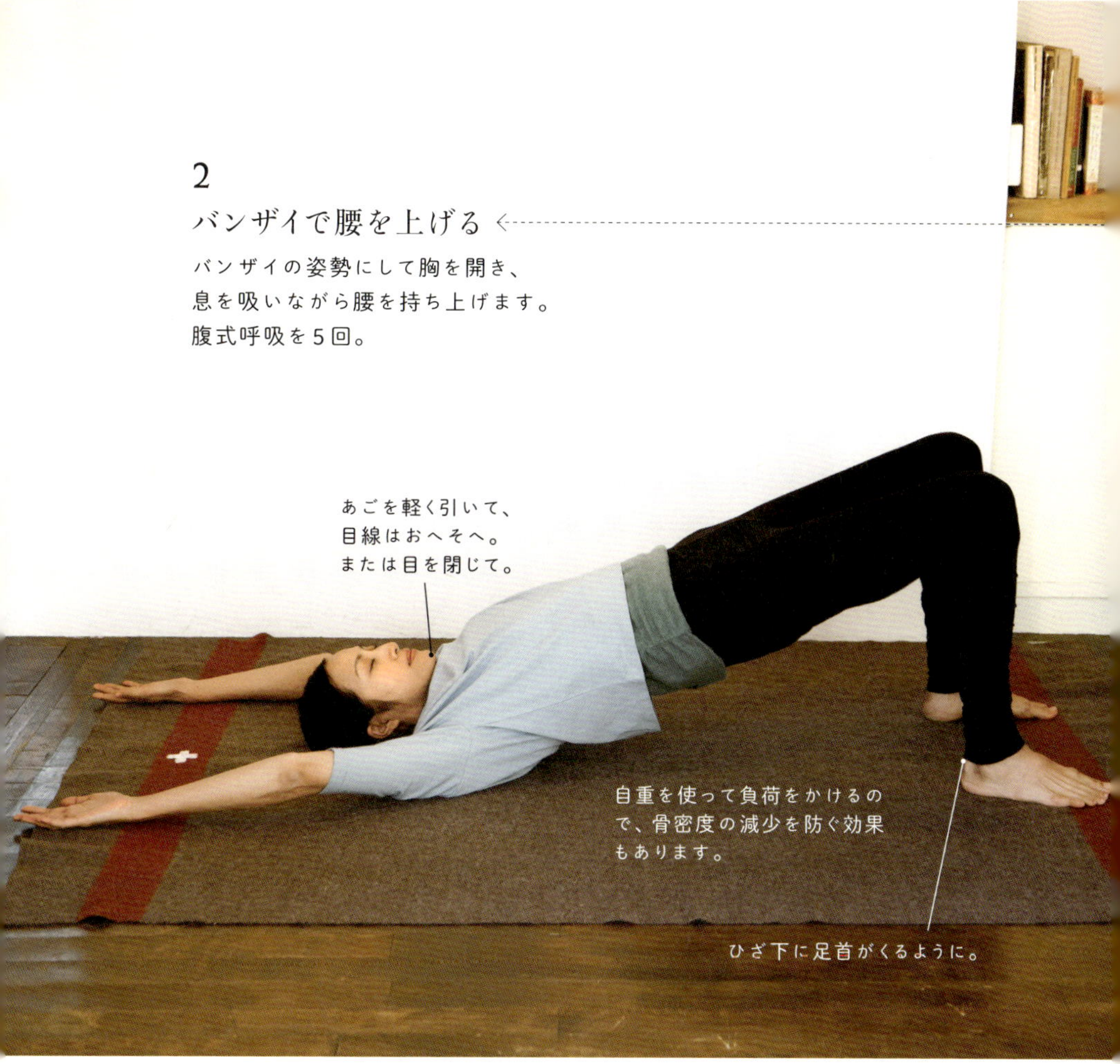
あごを軽く引いて、
目線はおへそへ。
または目を閉じて。
自重を使って負荷をかけるので、骨密度の減少を防ぐ効果もあります。
ひざ下に足首がくるように。

ポーズが終わったら、シャバーサナ（仰向けでリラックス）で、一度からだを完全にほどきます。

ねじってゆるめる
―内側からのリフレッシュ

仰向けでねじるポーズ（ワニのポーズ）

1
仰向けでひざを曲げる

仰向けになり、ひざを曲げます。
両手を頭上に伸ばして組み
背中をグーッと伸ばします。

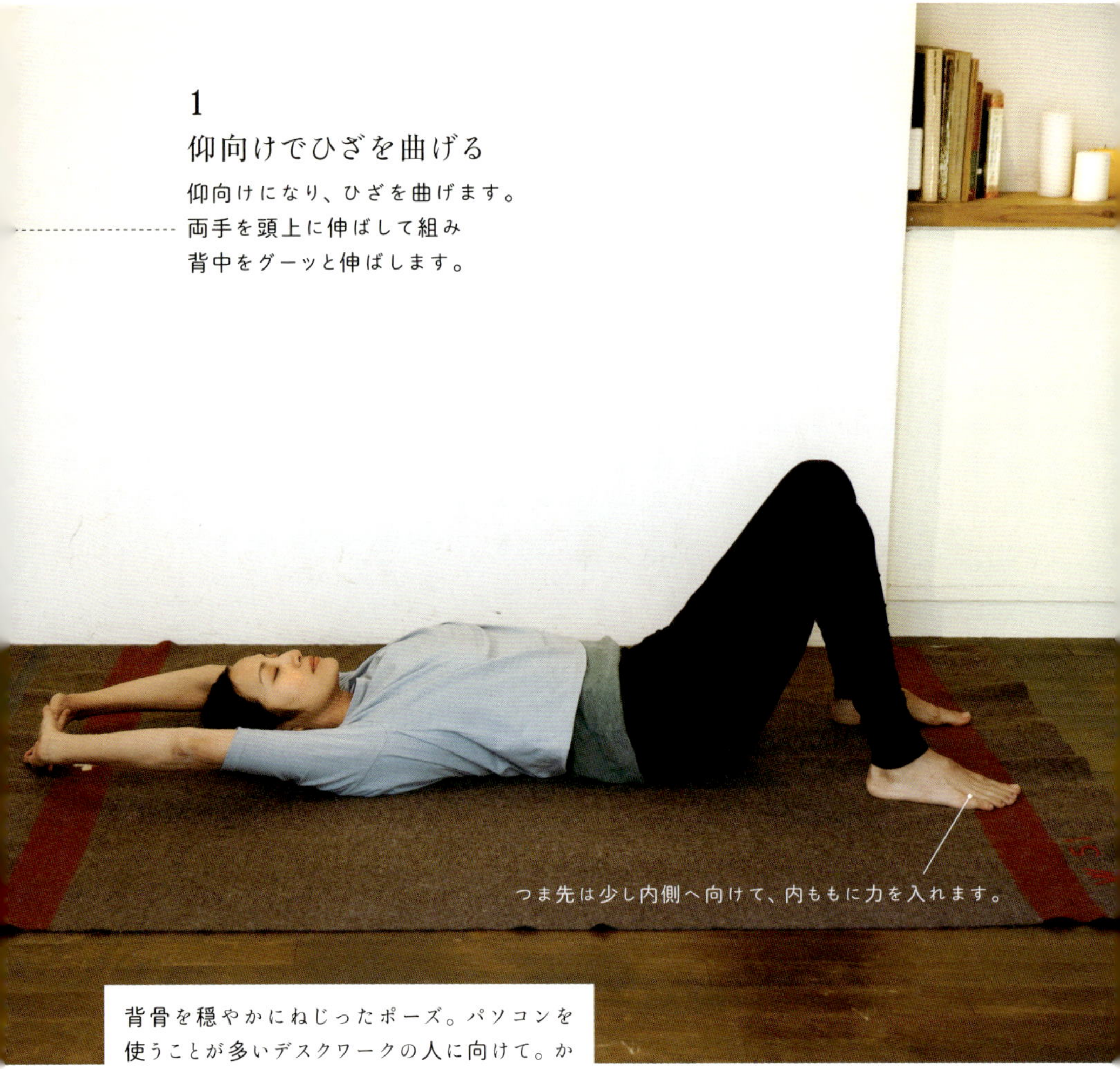

つま先は少し内側へ向けて、内ももに力を入れます。

背骨を穏やかにねじったポーズ。パソコンを使うことが多いデスクワークの人に向けて。からだをねじって深い呼吸をすることで、からだの末端に広がる中枢神経をとりまいている背骨まわりの血流をよくします。また、内臓に対して新陳代謝をうながします。

2
背中を伸ばす

両ひざを左にたおします。顔は右側に向けるようにして。

3

反対側も行います。

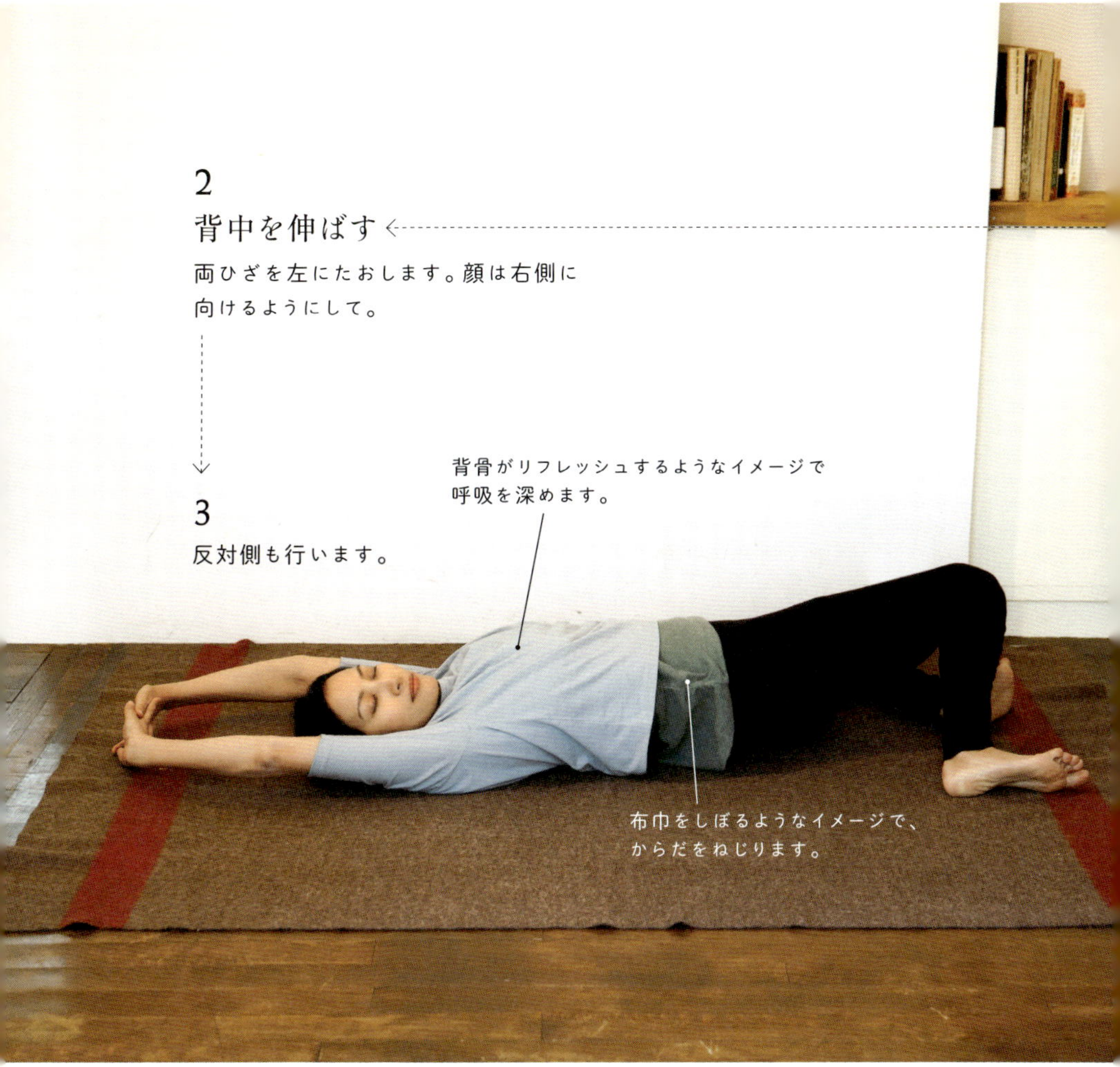

背骨がリフレッシュするようなイメージで呼吸を深めます。

布巾をしぼるようなイメージで、からだをねじります。

頭がすっきりする

ウォールハングのポーズ

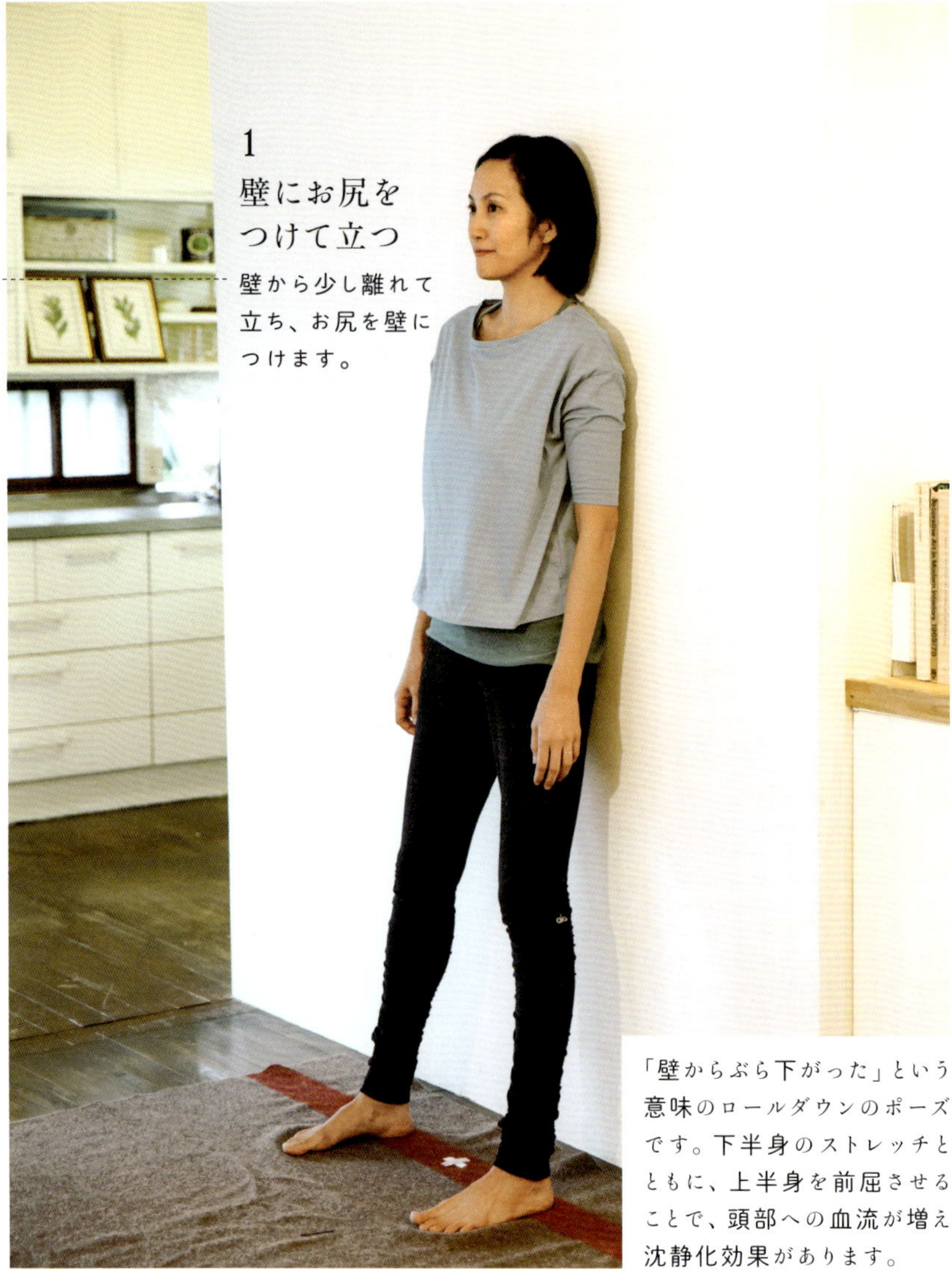

1
壁にお尻をつけて立つ

壁から少し離れて立ち、お尻を壁につけます。

「壁からぶら下がった」という意味のロールダウンのポーズです。下半身のストレッチとともに、上半身を前屈させることで、頭部への血流が増え、沈静化効果があります。

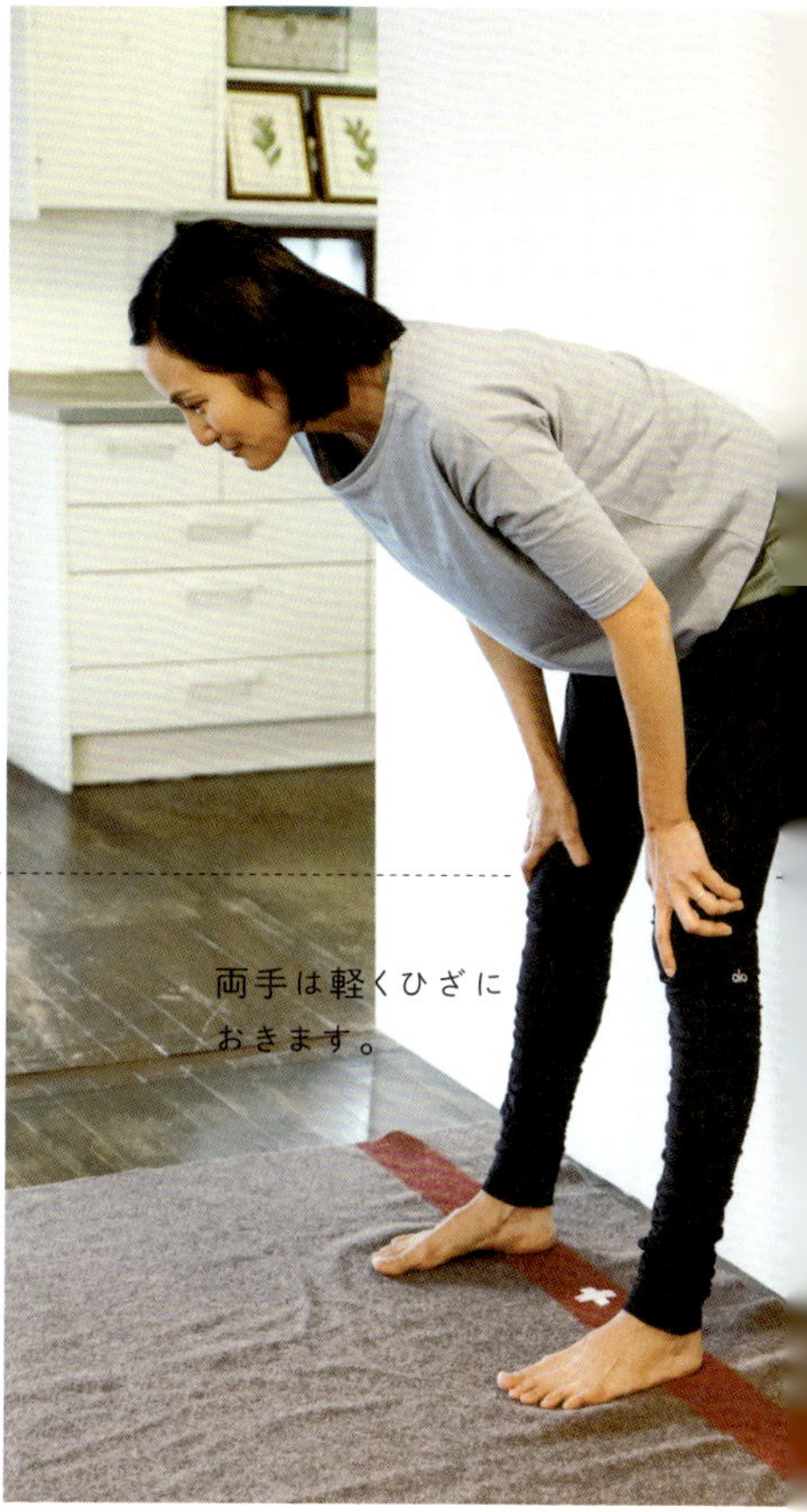

2
上半身をロールダウン

上半身を前にゆっくりたおし、
前屈します。両ひじを組んで、上半身は
脱力しキープします。

両手は軽くひざに
おきます。

壁から上半身が
ぶらーんとなって
いるイメージで。
口から「ハーッ」
とため息をつきな
がら、小さく振り
子のように左右
や前後にゆれて
もOK。

太もも、ひざ、ふ
くらはぎの脚裏全
体が伸びている
のを感じましょう。
ひざを少し曲げ
てもOK。

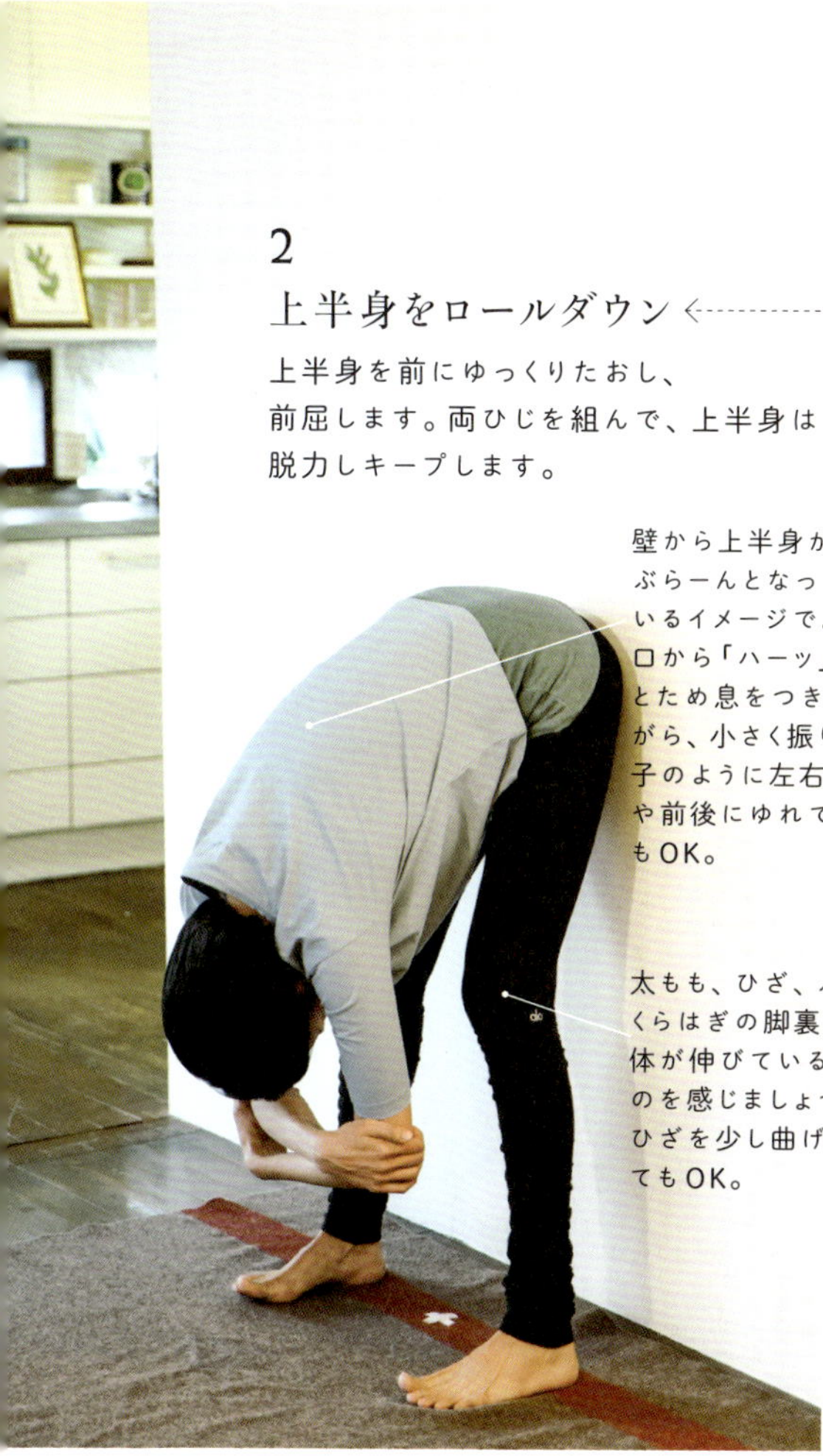

下半身の循環をよくする

ローランジのポーズ

Start Position
両ひざ、両手を床につけます。

1
右脚を伸ばす

右脚を、後ろへ伸ばします。

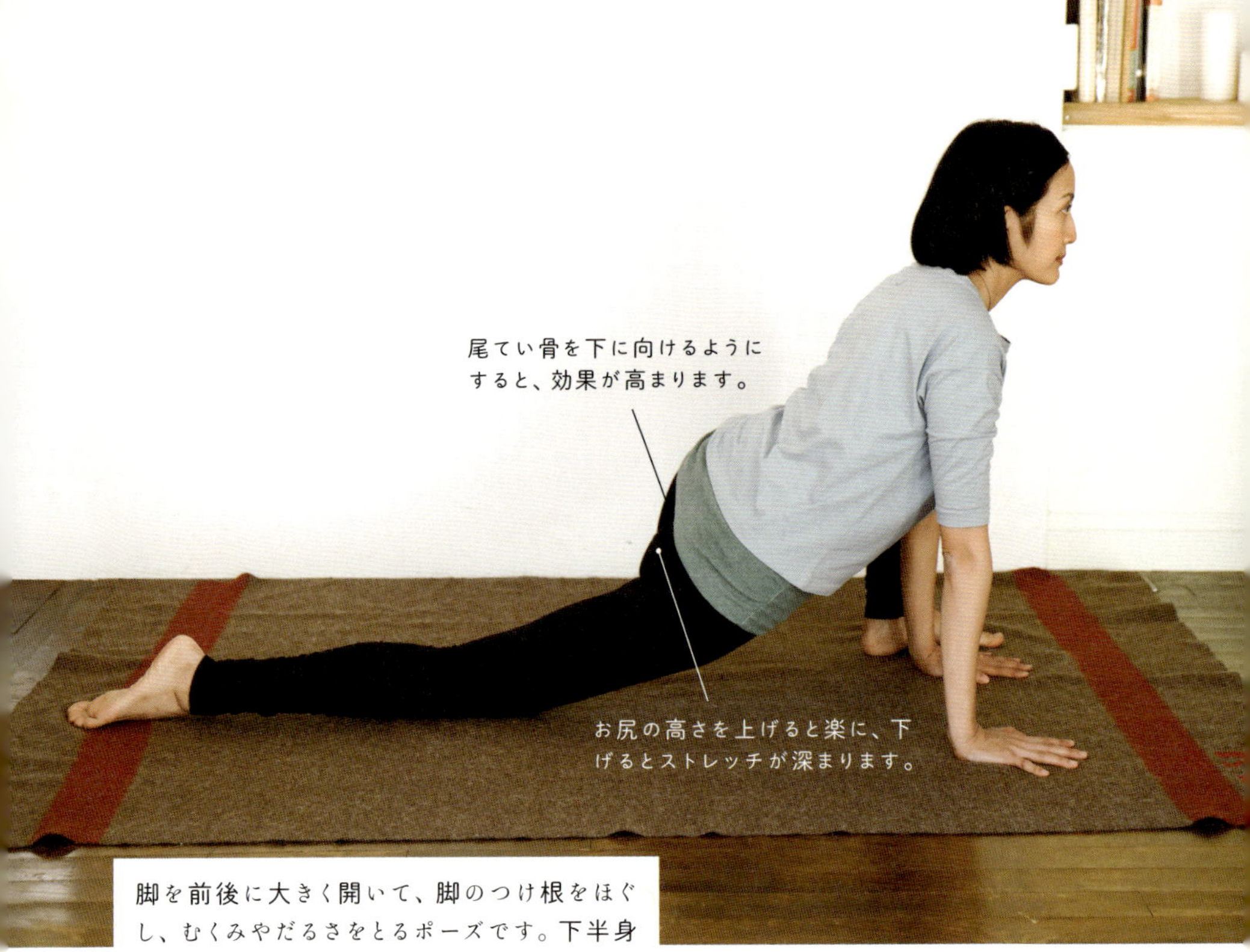
尾てい骨を下に向けるようにすると、効果が高まります。
お尻の高さを上げると楽に、下げるとストレッチが深まります。

脚を前後に大きく開いて、脚のつけ根をほぐし、むくみやだるさをとるポーズです。下半身のストレッチとともに、血行をよくします。

2
ひじを床につけて伸ばす

両ひじを床につけて、
右脚をグーッと伸ばします。
つかなければ、両手のひらをつけてもOK。
腹式呼吸を5回。

3

反対側も行います。

伸びているからだの右側を
すみずみまで感じ、呼吸を
広げます。

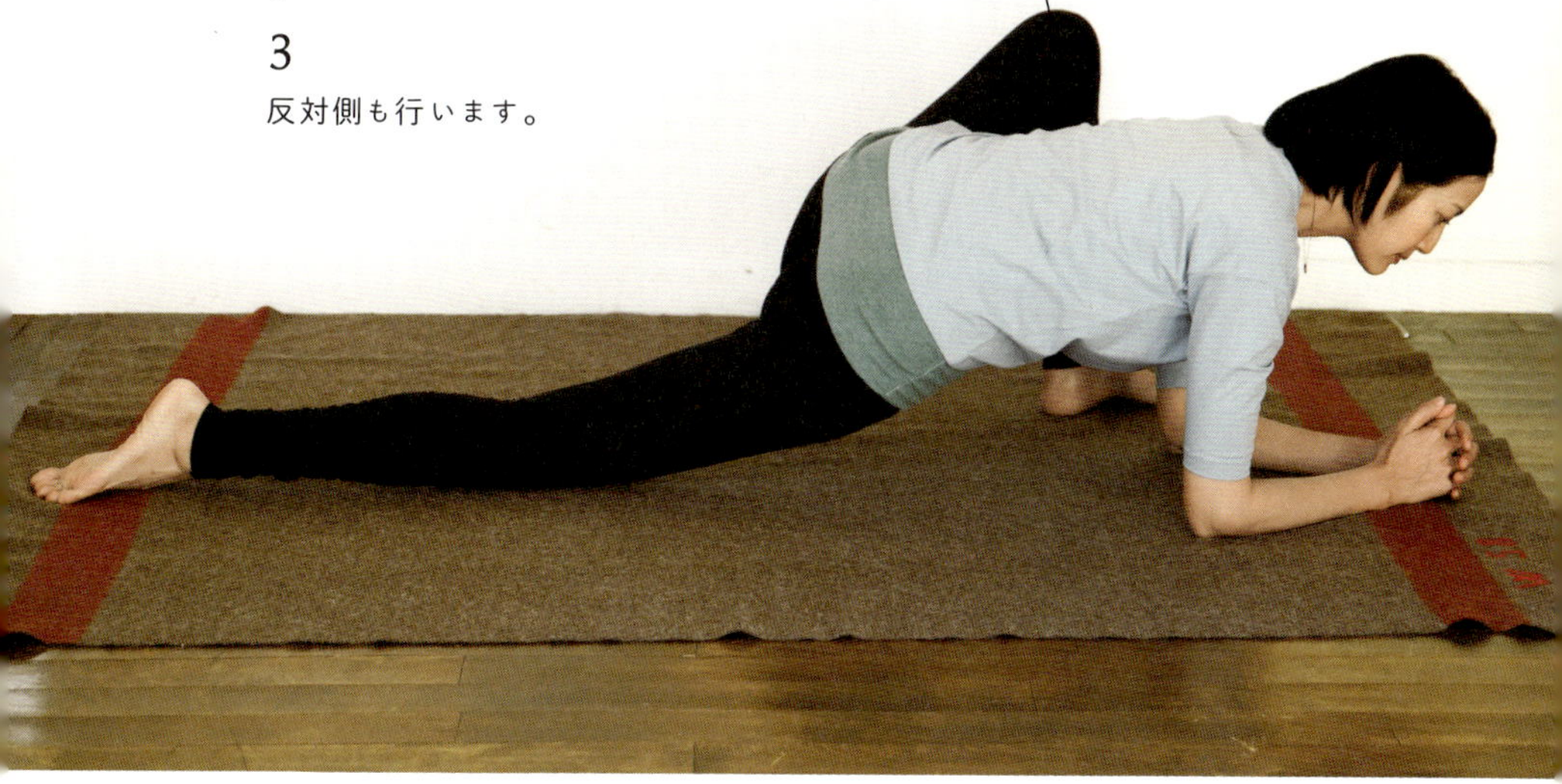

骨盤まわりの血流を改善する

花輪のポーズ

Start Position
両ひざを開いて
しゃがみます。

1
ひざを開く
ひざを肩幅よりやや広めに開き、
胸の前で両手を合わせます。

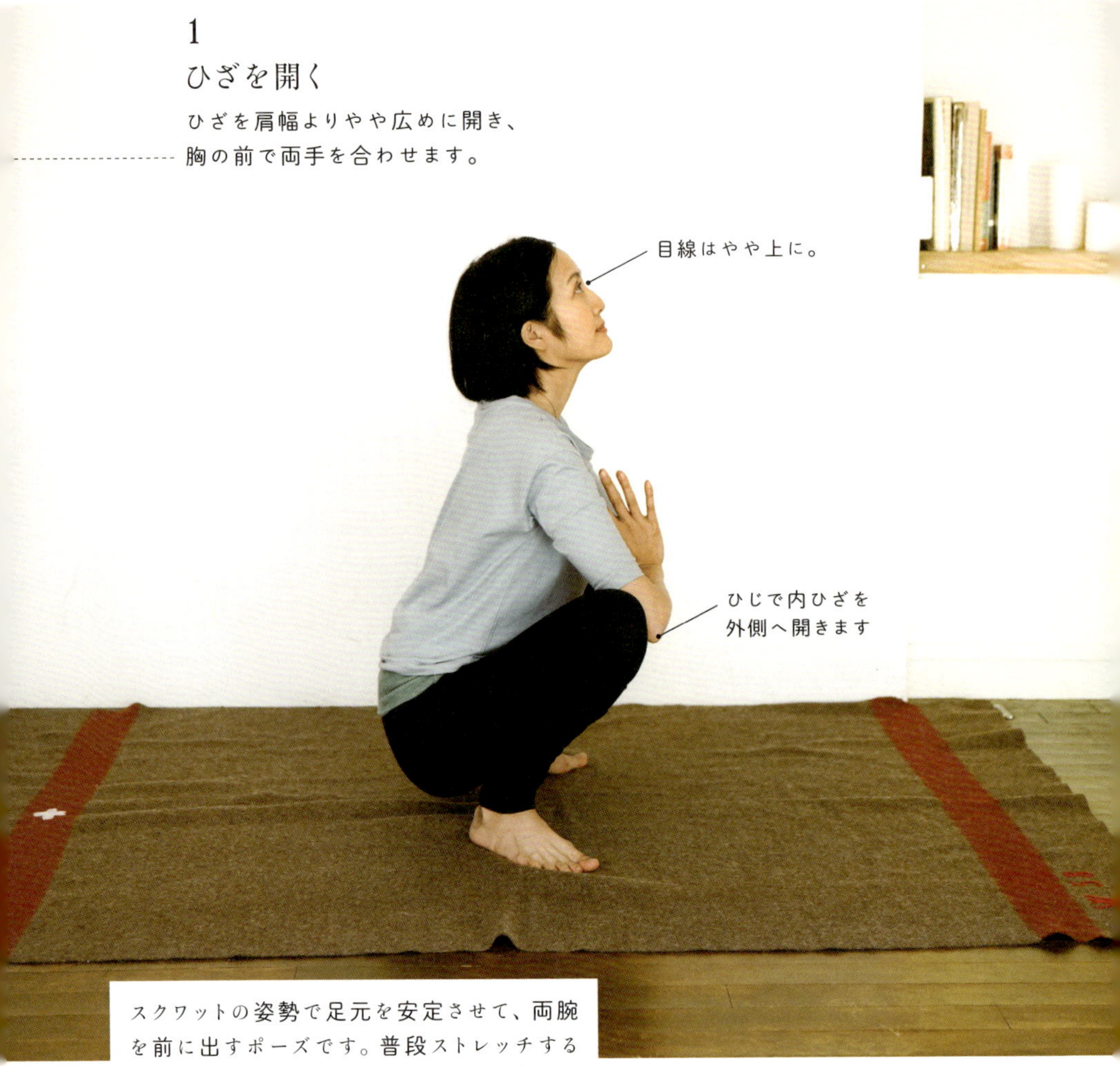
目線はやや上に。
ひじで内ひざを
外側へ開きます

スクワットの姿勢で足元を安定させて、両腕を前に出すポーズです。普段ストレッチする機会の少ない足首、太ももの内側や骨盤まわりを気持ちよく伸ばせます。

・骨盤まわり
・便秘
・リラックス

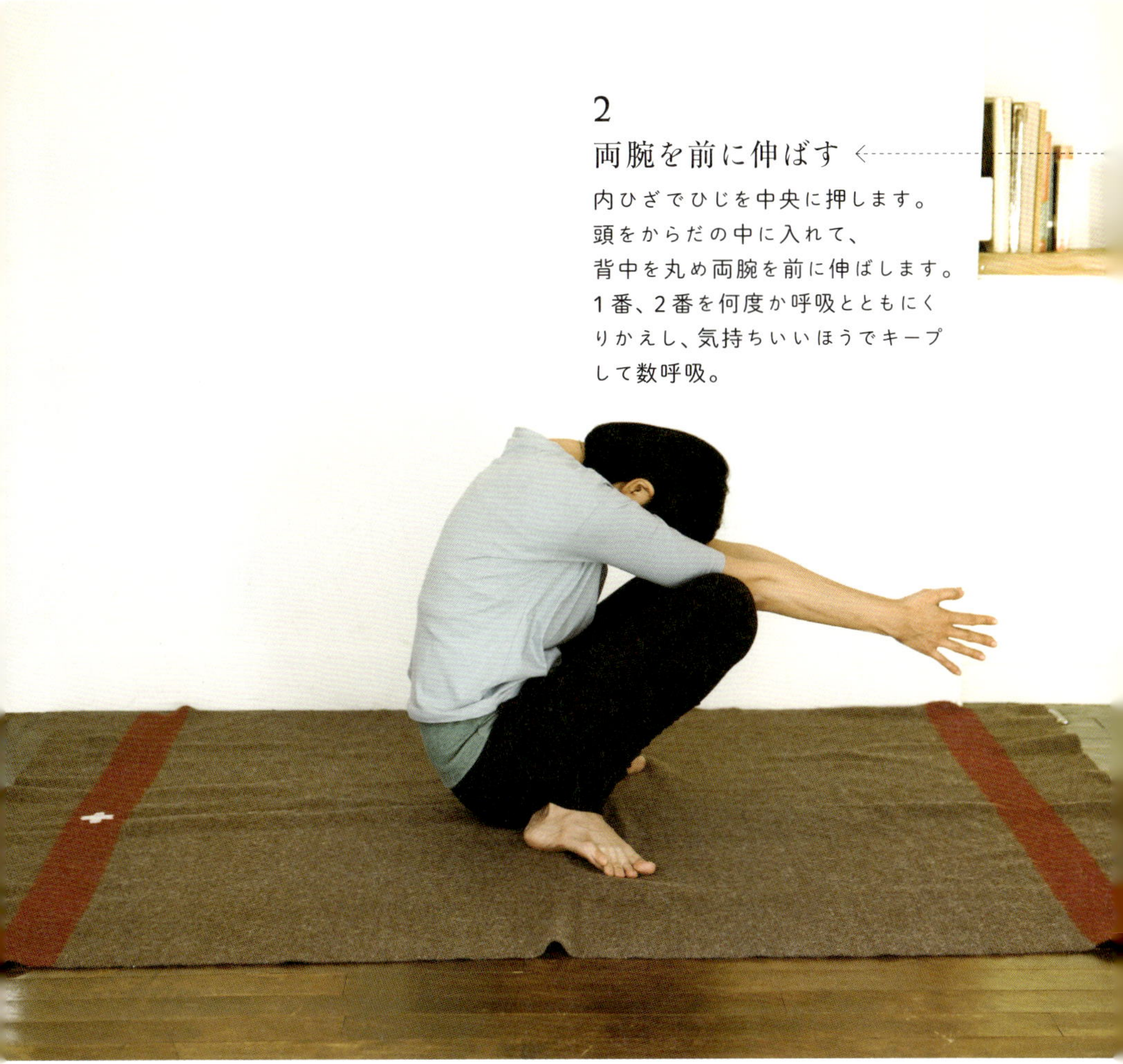

2
両腕を前に伸ばす

内ひざでひじを中央に押します。
頭をからだの中に入れて、
背中を丸め両腕を前に伸ばします。
1番、2番を何度か呼吸とともにくりかえし、気持ちいいほうでキープして数呼吸。

活力を呼び起こす

子犬のポーズ

1
四つんばいなる

床に両手、両ひざをつけて、
四つんばいになります。

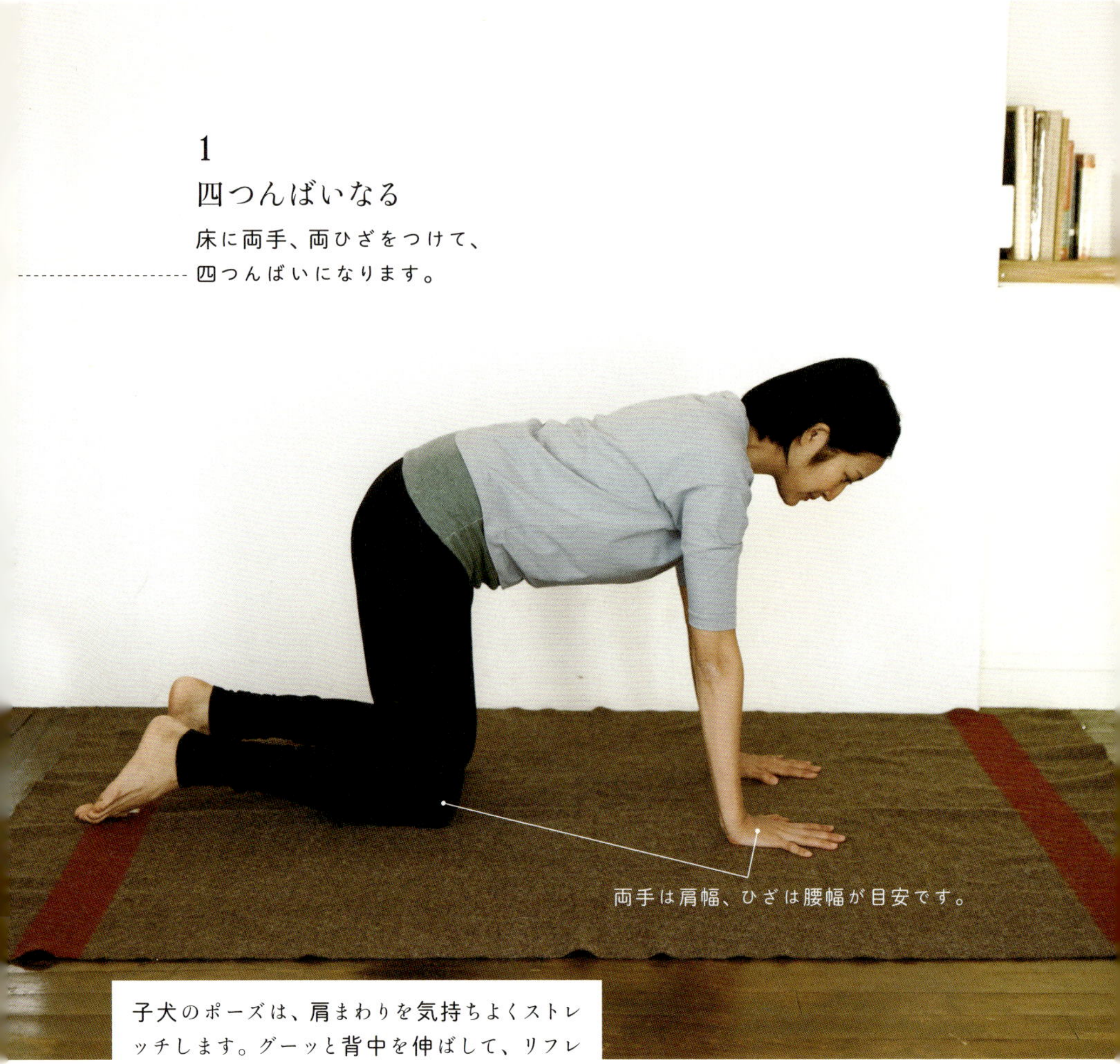

子犬のポーズは、肩まわりを気持ちよくストレッチします。グーッと背中を伸ばして、リフレッシュ。気持ちよくくつろげます。

・背骨
・肩こり
・姿勢改善
・リフレッシュ

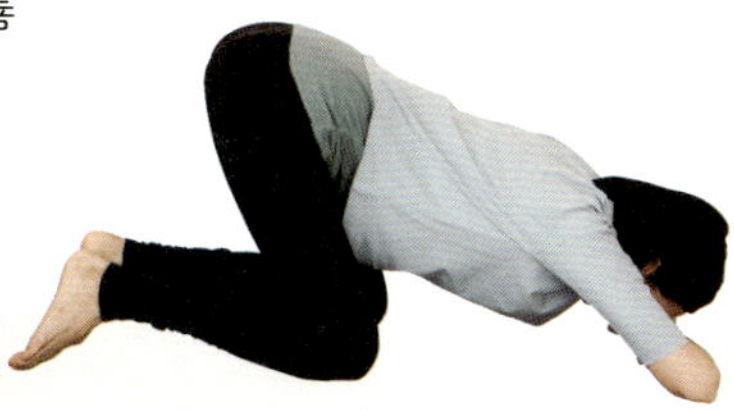

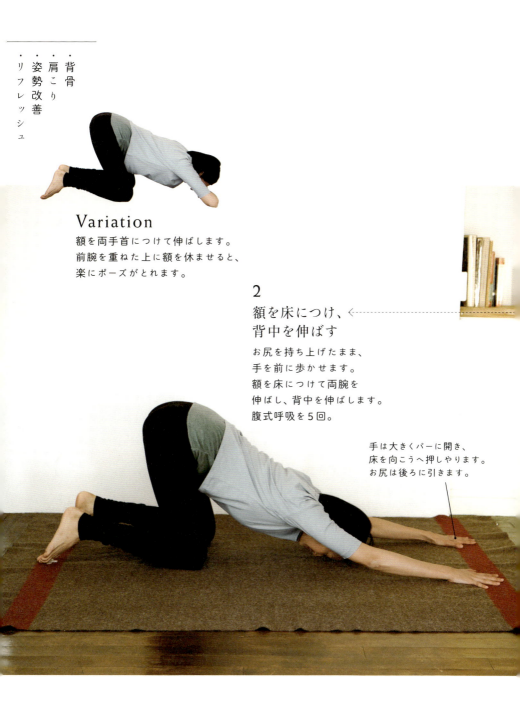

Variation

額を両手首につけて伸ばします。
前腕を重ねた上に額を休ませると、
楽にポーズがとれます。

2
額を床につけ、背中を伸ばす

お尻を持ち上げたまま、
手を前に歩かせます。
額を床につけて両腕を
伸ばし、背中を伸ばします。
腹式呼吸を5回。

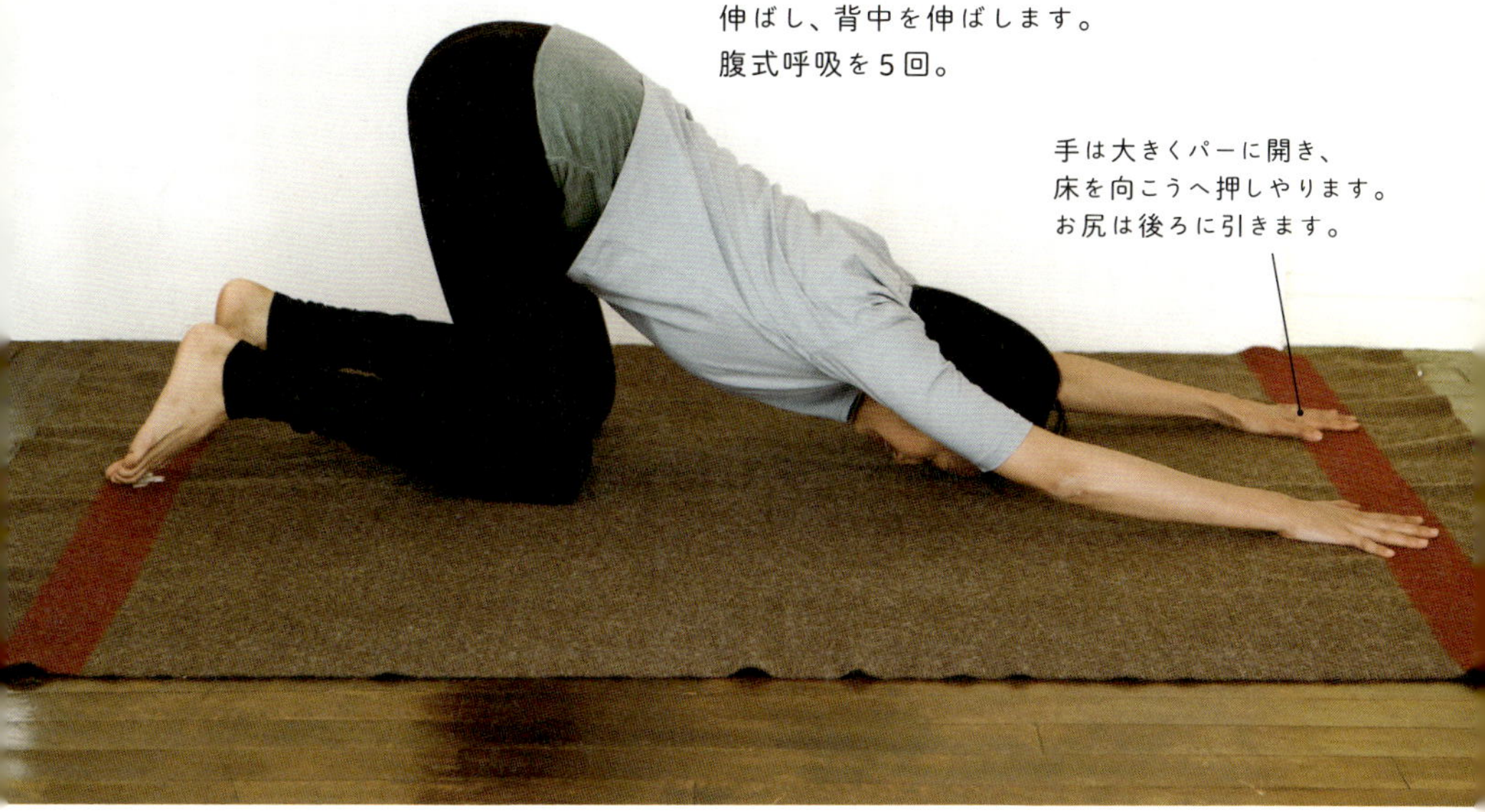

手は大きくパーに開き、
床を向こうへ押しやります。
お尻は後ろに引きます。

全身をリラックス

子どものポーズ

Start Position
正座します。

1
前屈して額を床につける

息を吐きながら上体を前にたおして額を床につけます。両手のひらを上に向けて休ませます。
好きなだけキープ。

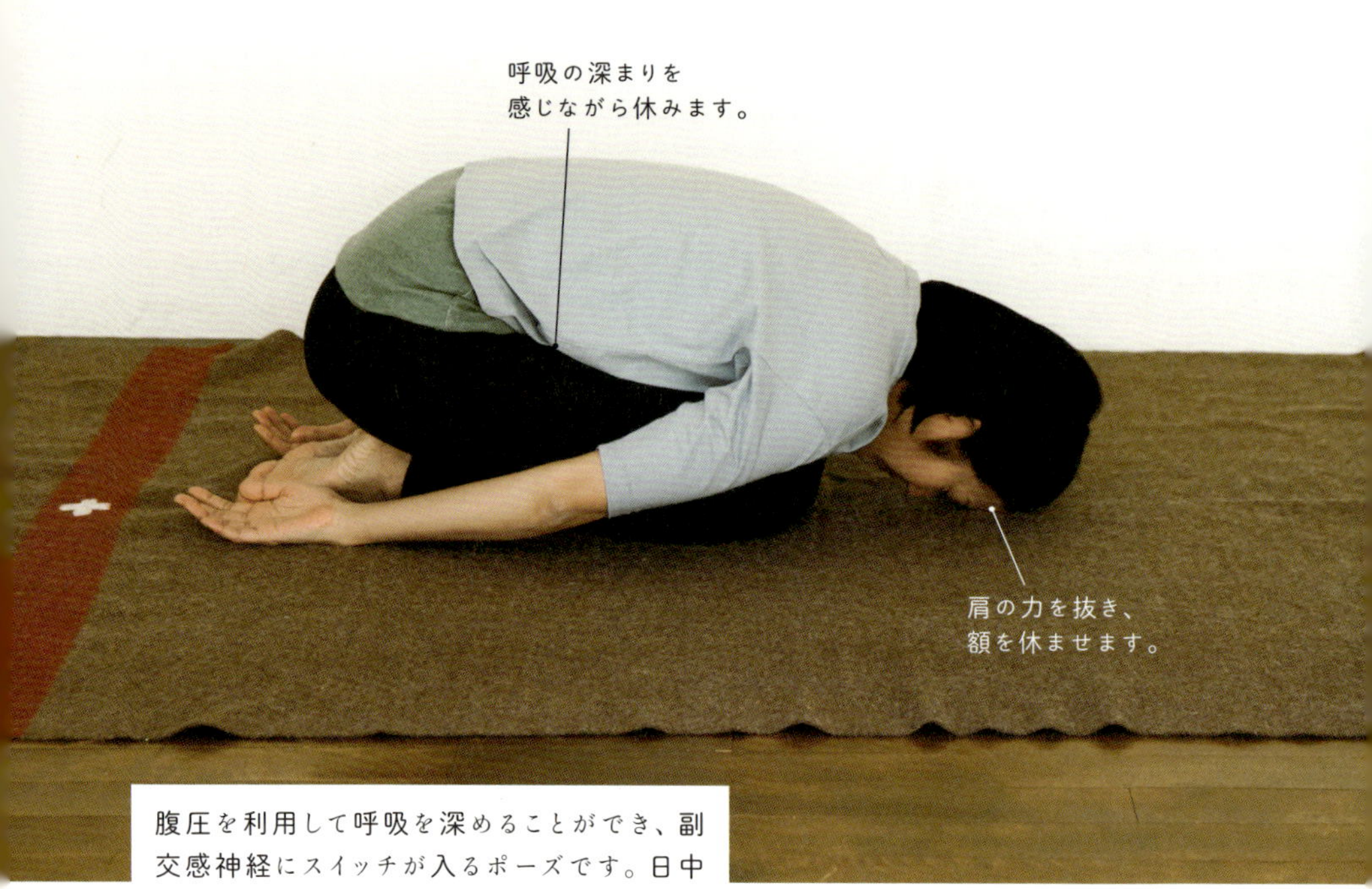
呼吸の深まりを感じながら休みます。
肩の力を抜き、額を休ませます。

腹圧を利用して呼吸を深めることができ、副交感神経にスイッチが入るポーズです。日中の緊張を手放し、全身をリラックスさせてください。

・背中のハリ、こり
・リラックス

Variation

バスタオルを巻いて、
おなかと太ももの間に
はさみ、両腕を前へ
グーッと伸ばします。
好きなだけキープ。

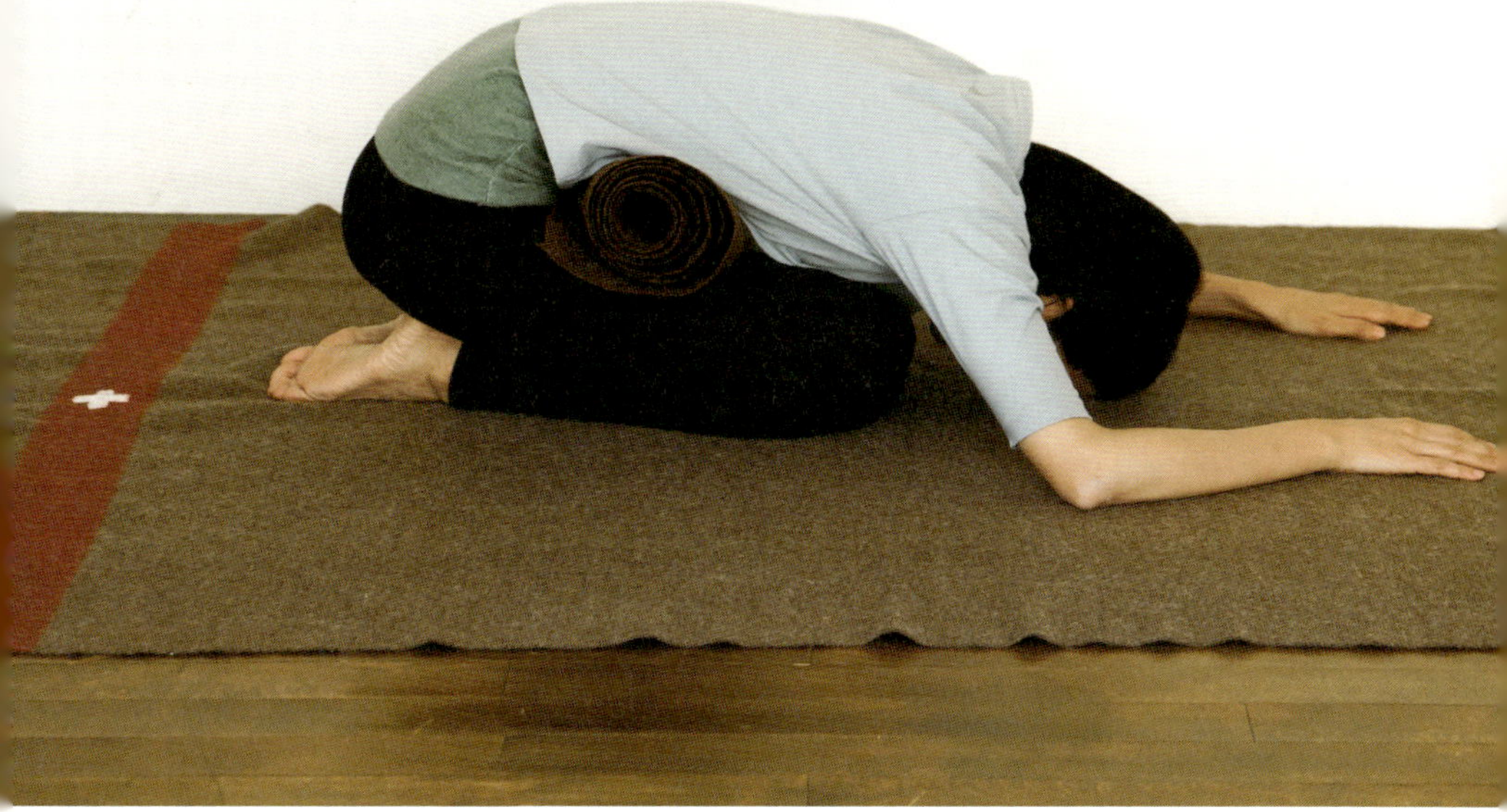

column 3

からだの中に広がる愛の言葉

ヨガニードラを練習するときは、自分を前向きな状態に導く言葉を、サンカルパ(肯定的宣言)として心の中で3回唱えます。

言葉はコミュニケーションの手法であり、空気を震わせる波動でもあり、エネルギーそのものです。電車の中で気の荒ぶった人同士が交わす攻撃的な言葉は、同じ空間を共有する私たちのからだをキュッと緊張させ、心に鎧をかぶせますし、バブバブしている赤ちゃんに向かって知らない人同士が「かわいいわねぇ、いいわねぇ」と微笑みとともに口にする言葉は、車内の雰囲気を和やかにします。

これまで口にしてきた食べものが今の私のからだをつくっているように、これまで自分が口にしてきた言葉、耳にしてきた言葉、目にしてきた言葉が今の私の心に大きな影響を与えているということはありそうです。

『水は答えを知っている』(江本勝)という本では、水にさまざまな言葉や音楽を聴かせ、それを顕微鏡で撮影しました。「ありがとう」という言葉を聴かせた水は美しい結晶を、暴力的な言葉を聴かせた水は悲しそうな結晶をつくりました。

私たちのからだも、ほとんどが水でできています。健康にとってきれいな水をたくさん飲むことが大切であることは広く知られていますが、自分が自分にかけるひとり言や、他者にかける言葉が、からだの中に広がって私たちに精妙な影響をもたらすということもありそうです。

愛に基づいた言葉は祝福にもなりますし、なじるような言葉は呪いにもなります。一日の終わりに「よくやったね」と自身をねぎらうことや、朝の目覚めとともに「素晴らしい一日でありますように」と唱えることは、心明るく生きることへのくせづけをしてくれるような気がします。

part 4

今日の心をほどく
ヨガニードラ

心をほどくヨガニードラ

ヨガニードラはヨガの練習法、瞑想法の一つで、ニードラは、サンスクリット語で「眠り」という意味です。

仰向けに横になった姿勢で、からだの各部分に意識を向け、呼吸の流れを意識化することで、短時間で深い休息の効果を得られます。

ヨガニードラは主にヨガスタジオで練習されていることが多く、ポーズの練習の後、リラクゼーションの一つとして行われます。インストラクターが心身の観察、呼吸の深さなどを、自分の内側に気づきを向けやすくガイダンスすることで、潜在意識にはたらきかけ、よけいな思考、雑念をとりはらいやすくします。

この本で紹介するヨガニードラは、ポジティブでやさしい言葉を自分自身に語りかけて、心を空っぽにしていきます。78ページからのヨガニードラの言葉をボイスレコーダーやスマホに録音して行うのもいいと思います。

はじめに仰向けで（横向きでもOKです）全身をリラックスさせて、からだを感じます（ボディスキャン）。次に、呼吸を調整、感覚や感情をイメージしてリラクゼーショ

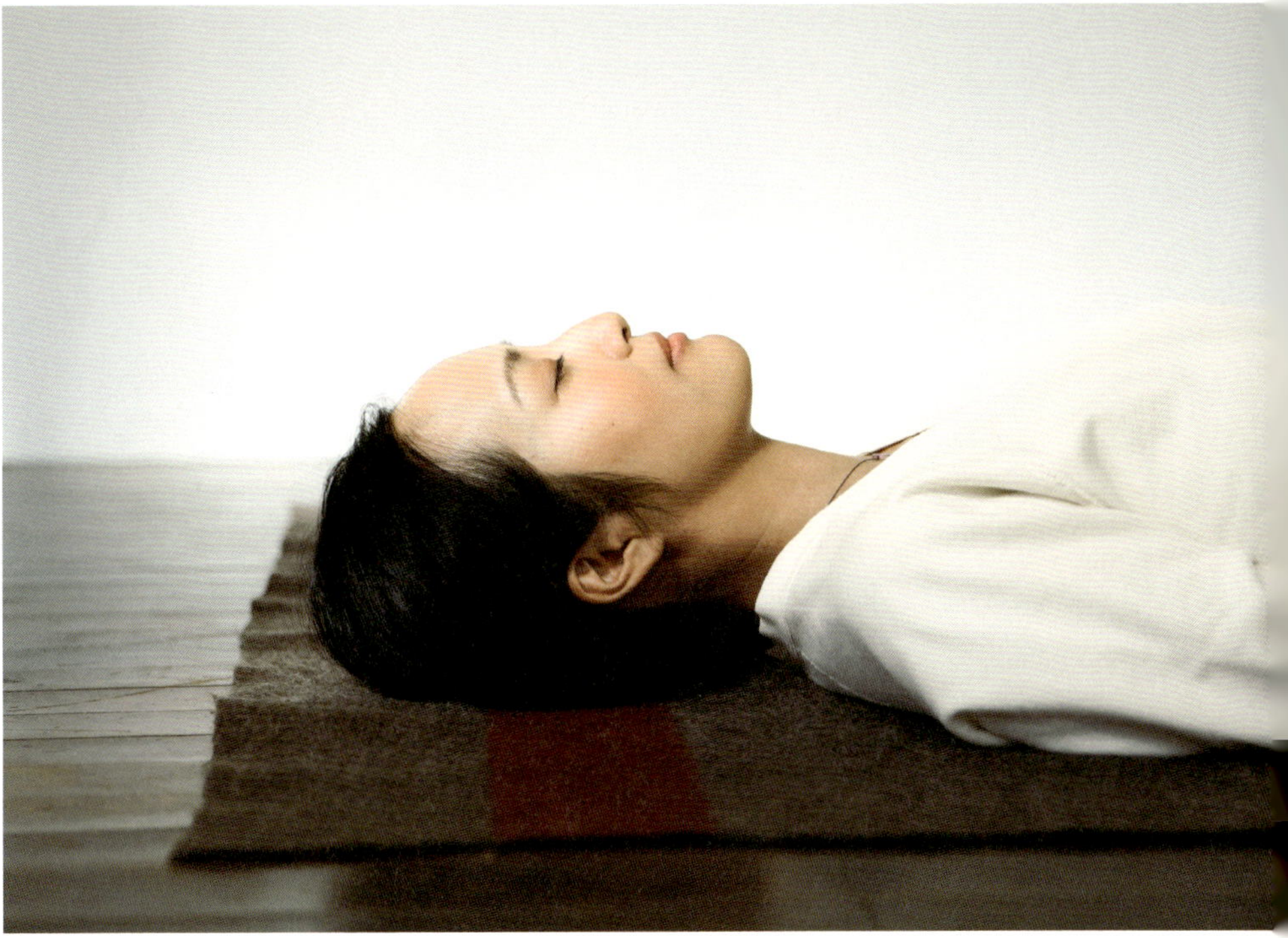

ンを起こし、サンカルパ（大願）を唱えて、目覚めます。

普段の睡眠のとり方だと、脳波はアルファ波からシータ波になり、デルタ波に移行します。疲れていると、あっという間にアルファ波からデルタ波に移行してしまいます。

ヨガニードラでは、アルファ波やシータ波のたゆたうような状態にいることを練習します。それは瞑想の状態、「ここにとどまる」といわれる状態に酷似しています。

顕在意識と潜在意識の間で、内側から整っていく状態を感じられます。ほんの数十分で、ぐっすり眠ったときのような爽快感があります。

1/マインドフルネス（はじめに）

静かな場所で仰向けに寝転んでください。

軽く目を閉じて、ゆったりとした自然な呼吸を何度か
肺の中をすっかりきれいにするような気持ちでとりましょう。

右脚を持ち上げ、ブルブルふるってから
パタンと落として脱力します。

次に左脚を持ち上げ、ブルブルふるってから
パタンと落として脱力します。

両腕を持ち上げ、力を抜いてブルブルふるってから
パタンと両脇に落として脱力します。

深く息を吸って
5カウント息を止めて
口からハーっと吐き切り、全身を脱力します。

これから眠りのヨガと呼ばれるヨガニードラを練習します。
仰向けに寝転がったままで、インストラクションに耳を澄ませましょう。
なるべく眠りに落ちず、注意を保ってください。

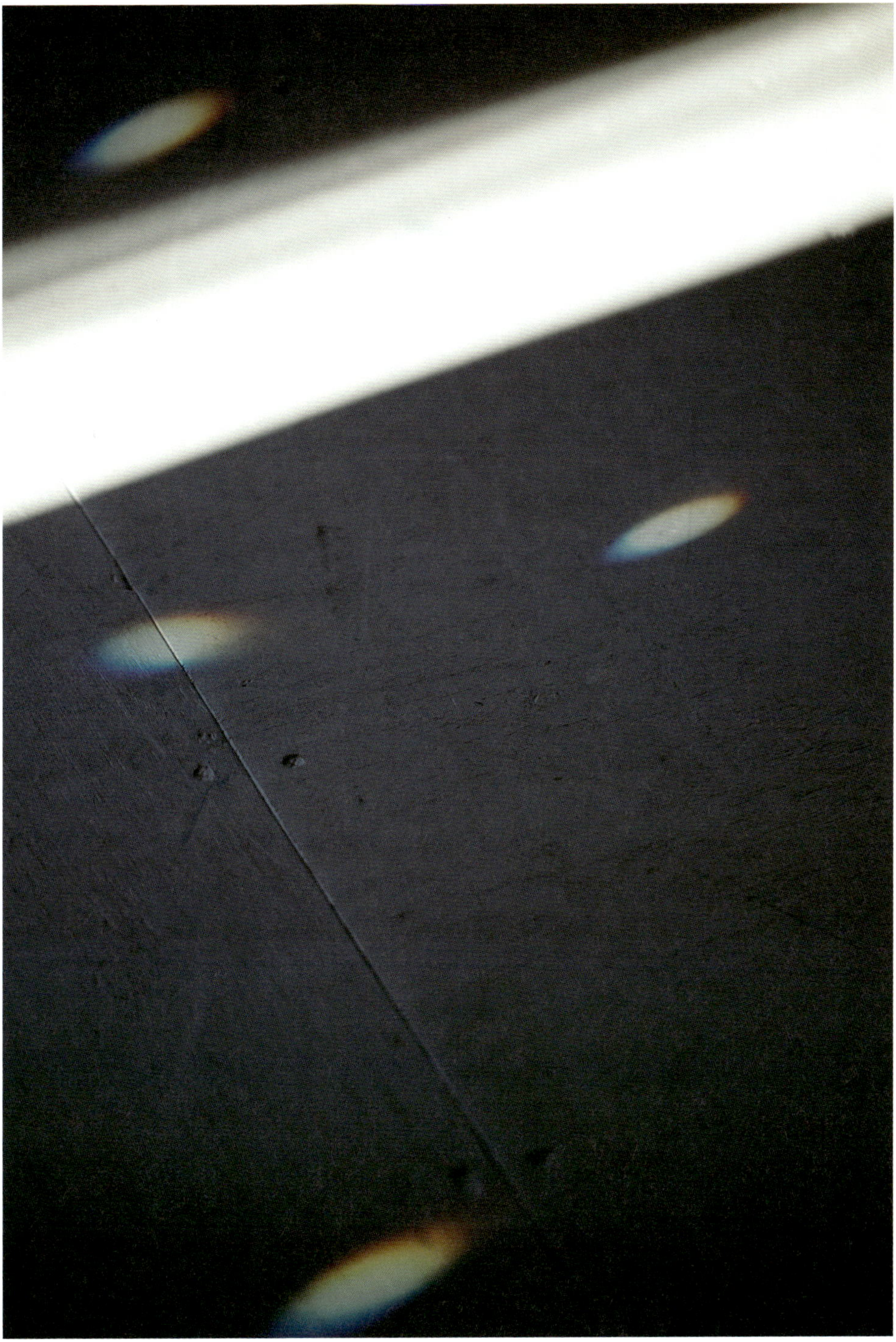

2／ボディスキャン

これから名前をあげるからだの部位に
美しい明かりが灯っていくように意識をやわらかく集中します。
その部分が明るく輝いていることをイメージしてもよいですし
内側からくつろぎの感覚が花開いていくと想像しても
または「いつもありがとう」と心の中で唱えてもけっこうです。

それではからだの右側から始めましょう。

右手の親指　人差し指　中指　薬指　小指
右手のひら全体　手首　ひじ　右の肩
わきの下　胸の右側　右わき腹　おなかの右側
右太もも　右ひざ　すね　足首　右足の甲　足の裏側
つま先へ行って　右足の親指　人差し指　中指　薬指　右足の小指

次に鼻からたっぷりと息を吸ったら
鼻からでも口からでも　ハーッと吐く息を空にして
もう一段　リラックスの階段を降りましょう。

からだの左側へ

左手の親指　人差し指　中指　薬指　小指
左手のひら全体　手首　ひじ　左の肩
わきの下　胸の左側　左わき腹　おなかの左側
左太もも　左ひざ　すね　足首　左足の甲　足の裏側
つま先へ行って　左足の親指　人差し指　中指　薬指　左足の小指

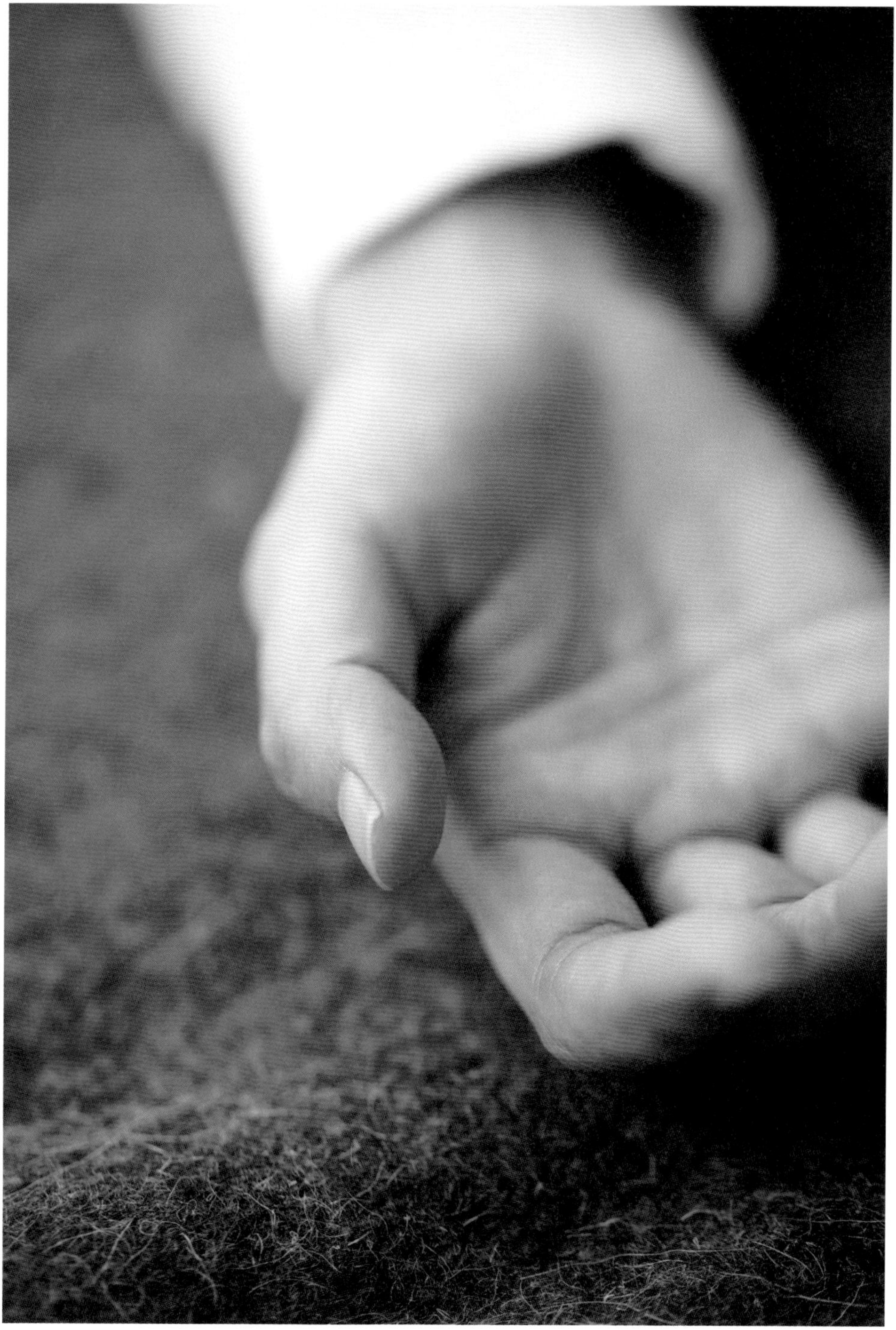

次に鼻からたっぷりと息を吸ったら
鼻からでも口からでも吐く息をすっかり出して

からだの後ろ側へ

左右のかかと　左右のふくらはぎ　太ももの裏側
お尻の辺り　腰　背中
左右の肩から腕にかけて　頭の後ろ側

顔に意識を向けて

おでこの右側　　左側　おでこの真ん中
目のまわりの筋肉　左右のほっぺた
鼻の右側　左側　鼻の頭
口のまわりの筋肉
上下のあごの噛み合わせ
ほっぺたの内側
舌の表と裏　根っこから舌先まで
少し唾を飲み込んで　のどの奥

のどの奥から胸の真ん中へ
胸の真ん中からみぞおちにかけて
みぞおちからおへその辺り
おへその辺りから尾てい骨の方向へ

頭のてっぺんから　両足のつま先まで　からだ全体
頭のてっぺんから　両足のつま先まで　からだ全体
頭のてっぺんから　両足のつま先まで　からだ全体すみずみに意識を広げたまま
今、静かに休んでいます。

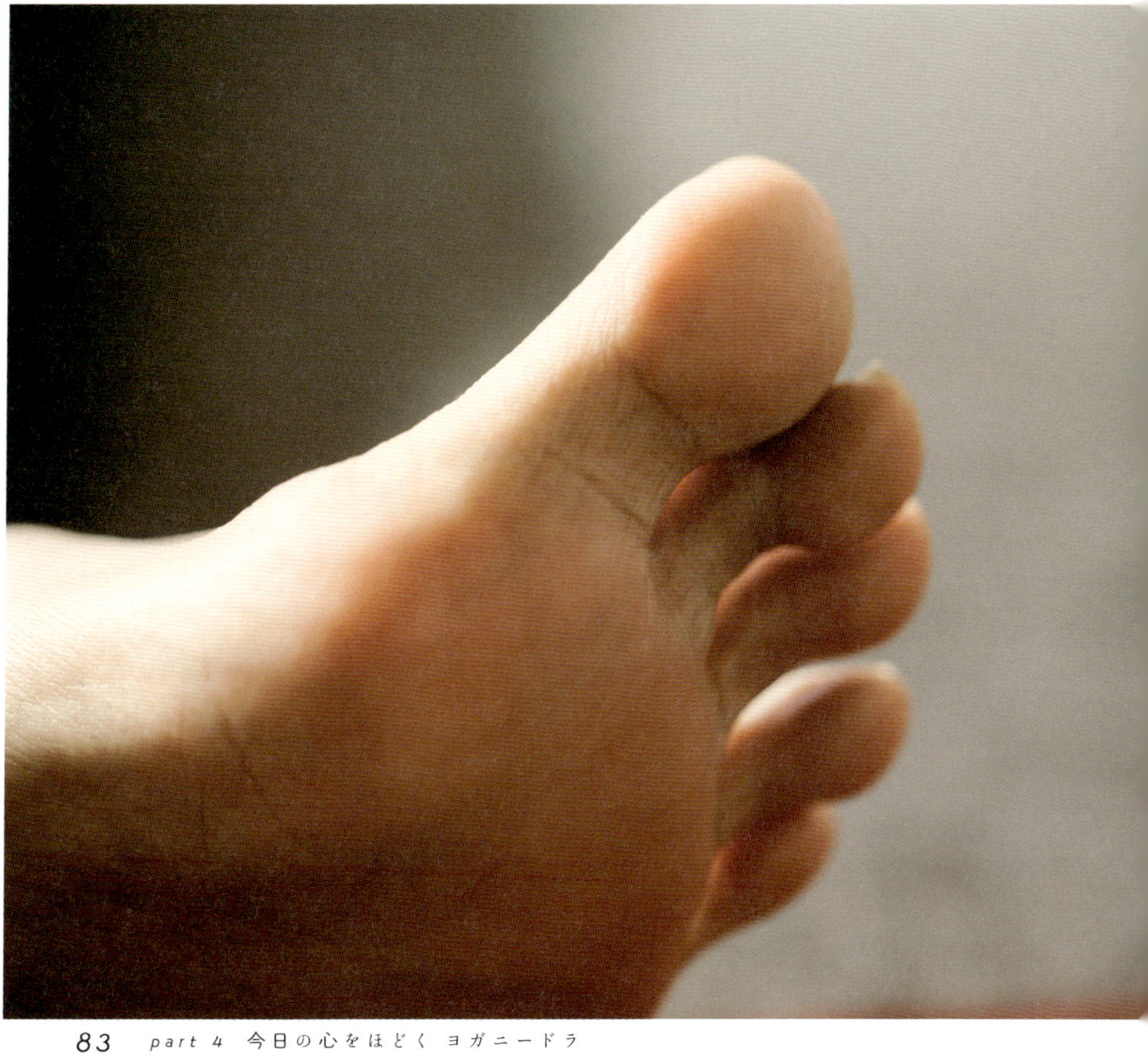

3／呼吸する

ここからは
ゆっくりとしたリズムのある呼吸を
自分のペースで味わっていきます

世界中の時間が今、
ここにあるような大らかな気持ちで
のんびりとした心のモードを深め
一つひとつの呼吸にていねいに関わりましょう。

吐く息に集中します

息を一つ吐くたびに
緊張やストレス、痛みやイライラの素が
吹き飛んでいきます。

吸う息に集中します。

息をゆったりと吸うごとに
リラックスしたからだのすみずみまで
さわやかなエネルギーが満ちていきます。

もし調子がよくないと感じられるところがあれば
そこに呼吸を吹き込むようにして

自分のペースで呼吸を続けます。

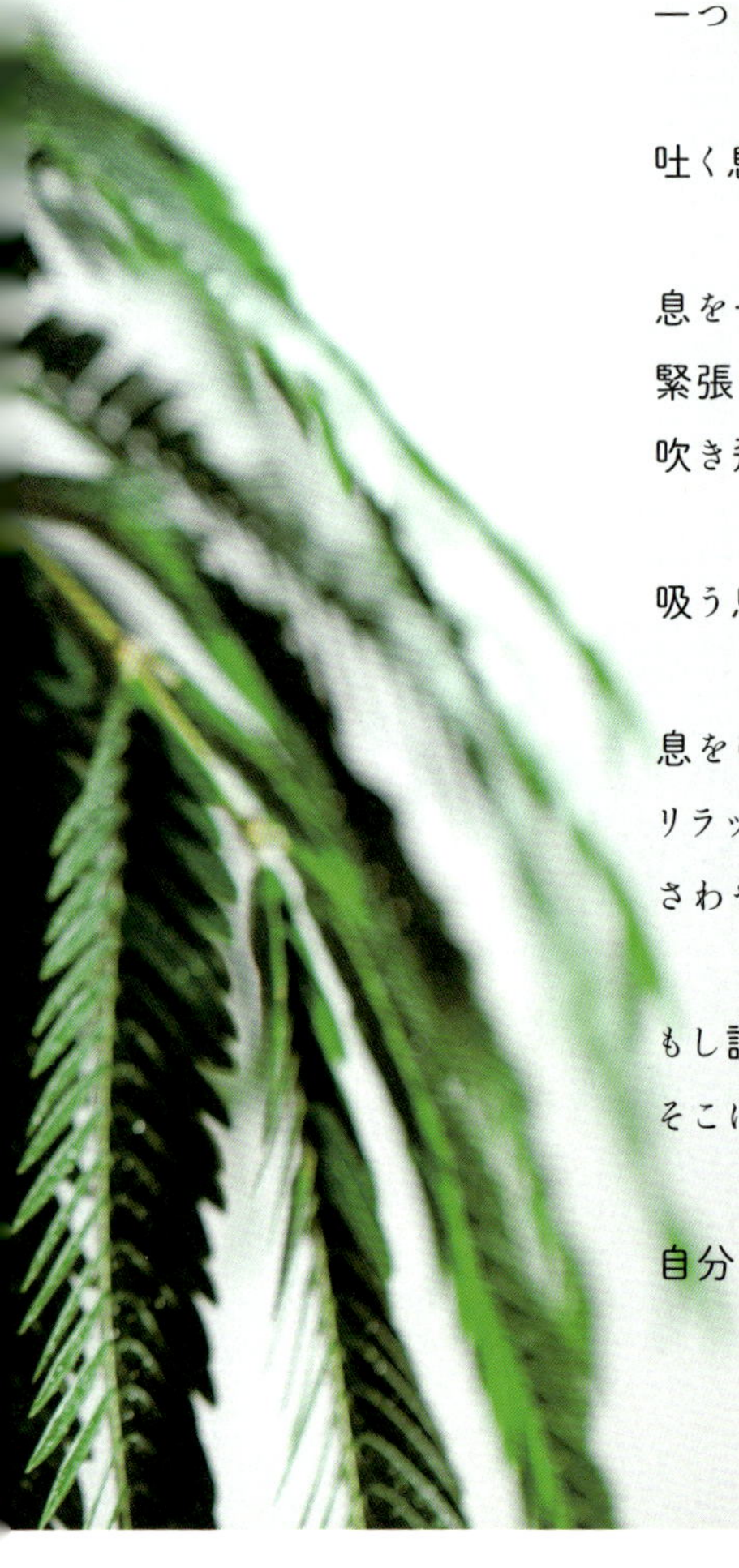

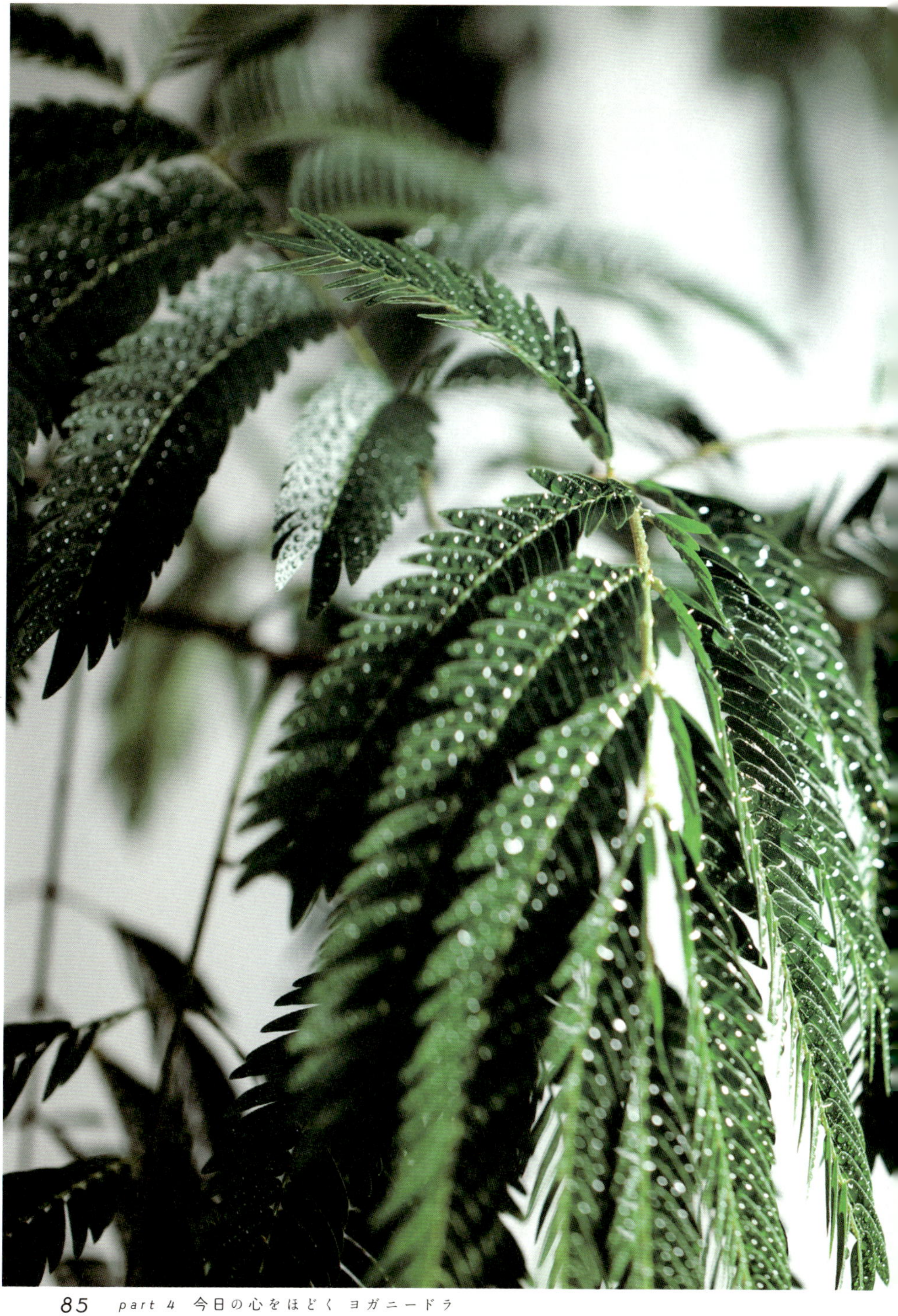

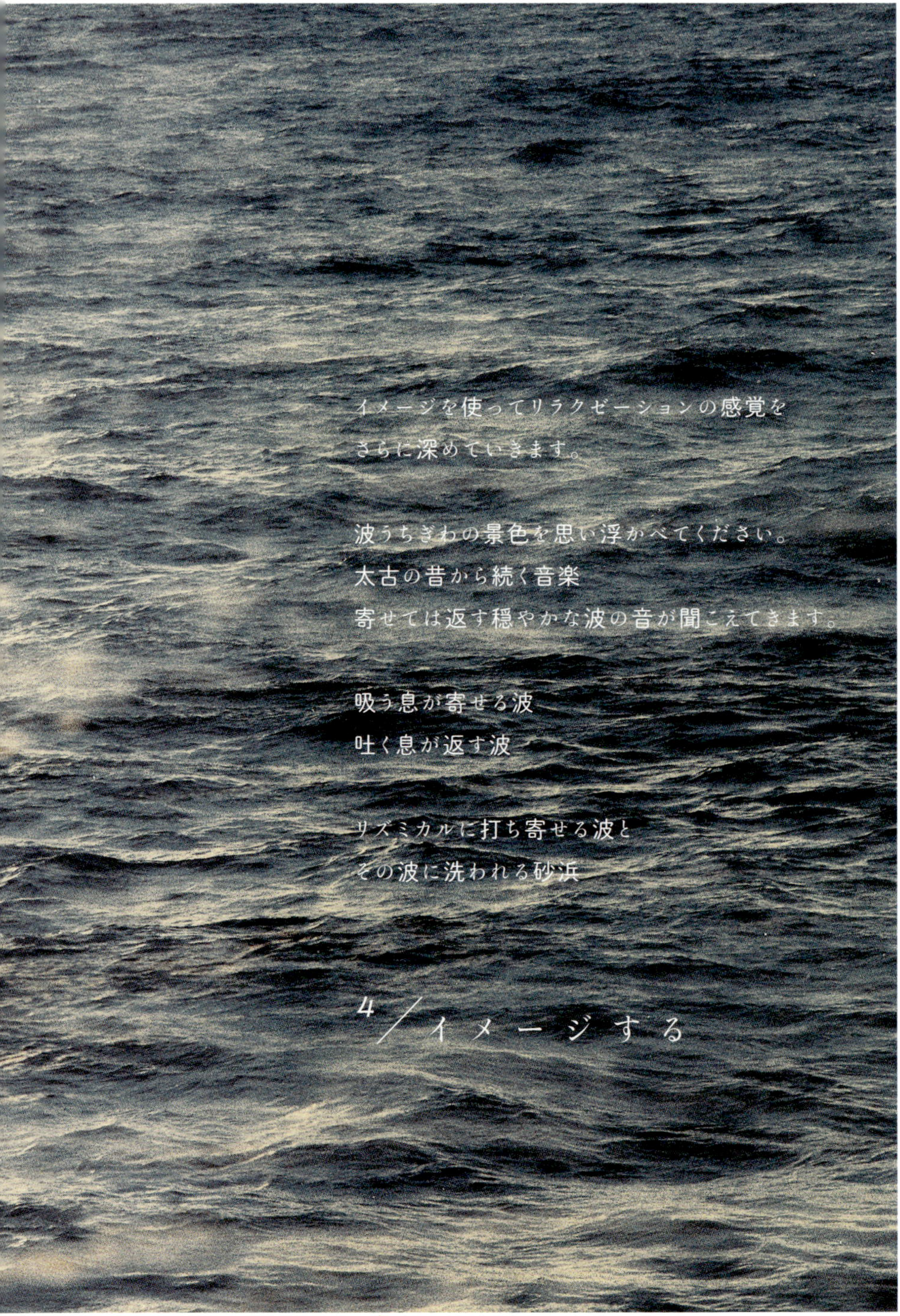

イメージを使ってリラクゼーションの感覚を
さらに深めていきます。

波うちぎわの景色を思い浮かべてください。
太古の昔から続く音楽
寄せては返す穏やかな波の音が聞こえてきます。

吸う息が寄せる波
吐く息が返す波

リズミカルに打ち寄せる波と
その波に洗われる砂浜

4／イメージする

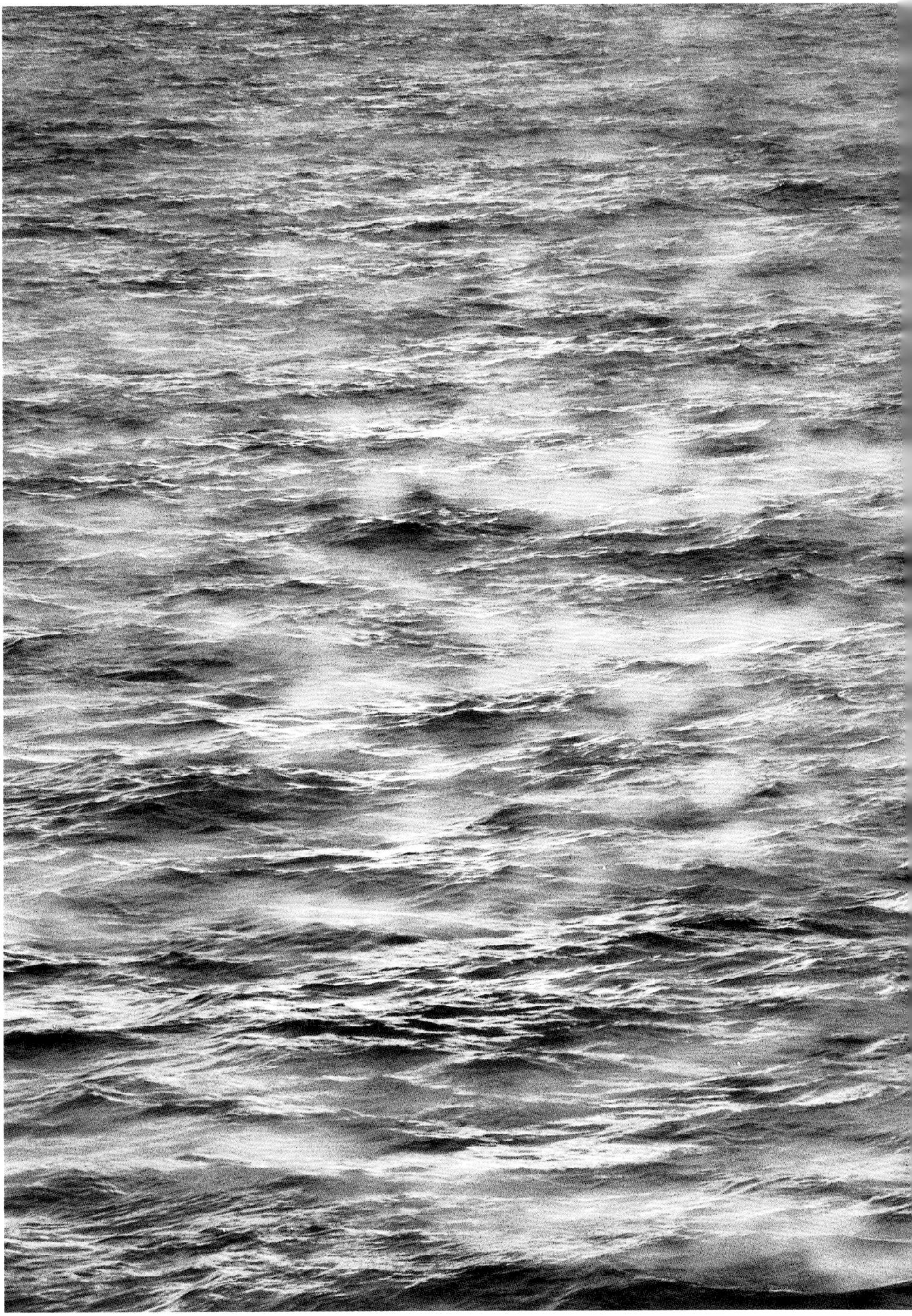

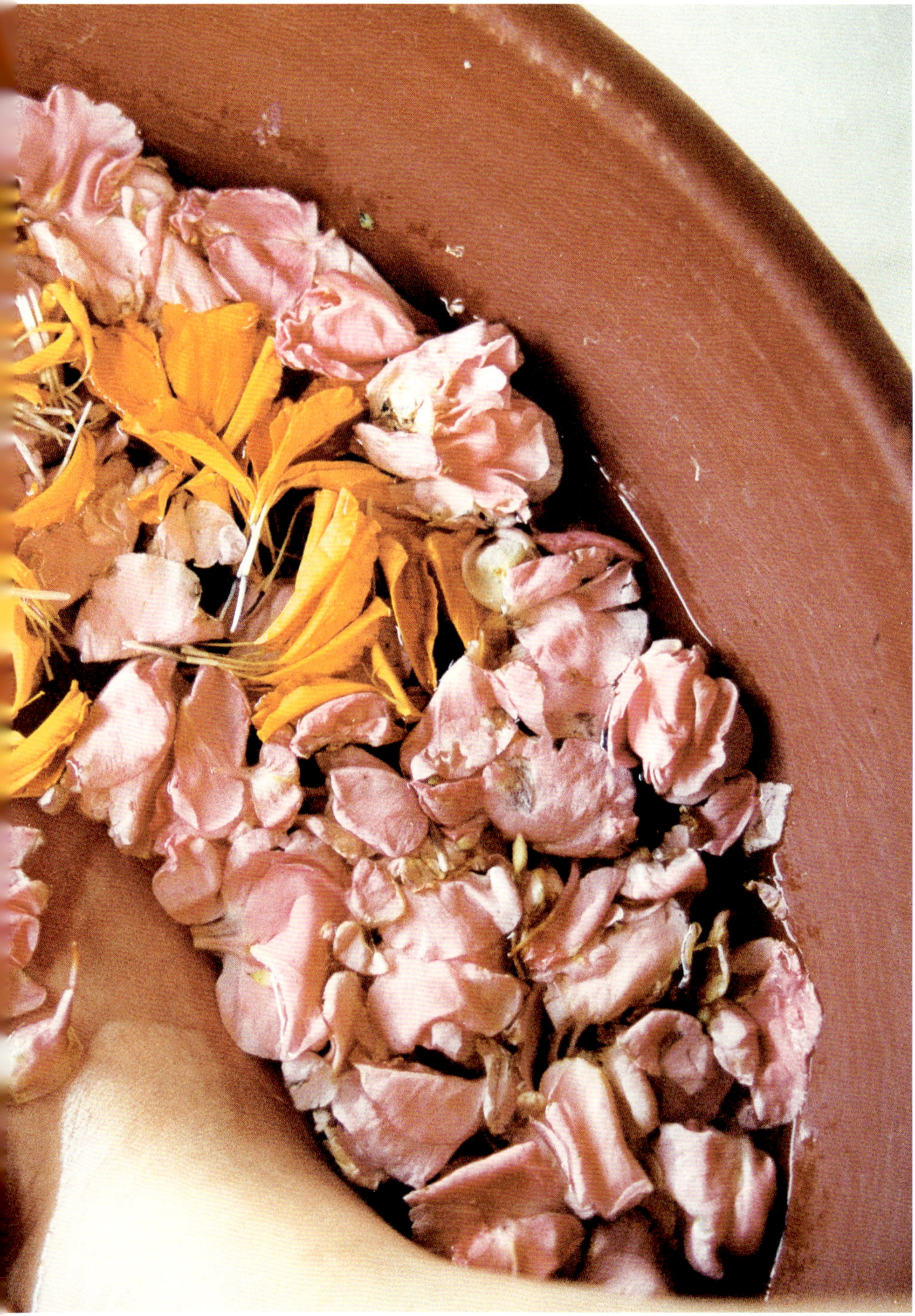

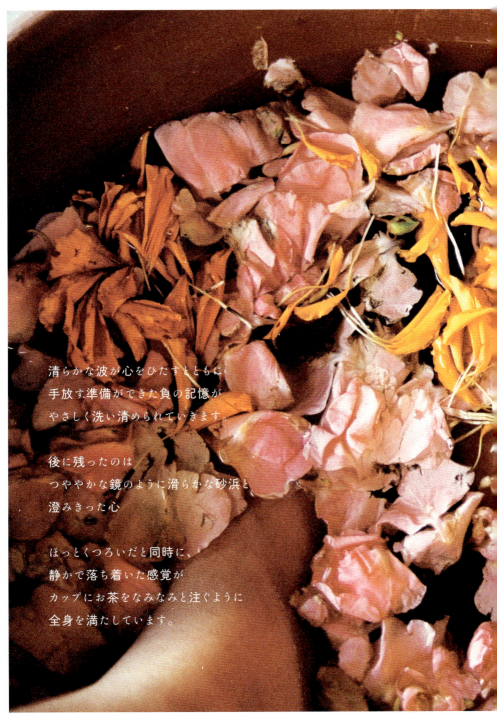

清らかな波が心をひたすとともに
手放す準備ができた負の記憶が
やさしく洗い清められていきます。

後に残ったのは
つややかな鏡のように滑らかな砂浜と
澄みきった心

ほっとくつろいだと同時に、
静かで落ち着いた感覚が
カップにお茶をなみなみと注ぐように
全身を満たしています。

5／サンカルパ

今のからだの様子に
呼吸の広がりに
心の中に宿る静かな感覚へ
意識を向けます。

ご自分のサンカルパ
またはアファーメーション（自己肯定の言葉）をお持ちの方はそれを

特にない方は
私は過去を許し、自由になる
と心の中で3回唱えます。

一度鼻から深く息を吸って
口から大きなため息をつくようにハーッと息を吐いて

少しずつグーパーするように指先、つま先を動かします。
両ひざを胸に抱き寄せて
もう数回呼吸してからほどきます。

内なる静けさと　くつろぎの感覚とともに
よい一日を

これでヨガニードラを終わります。

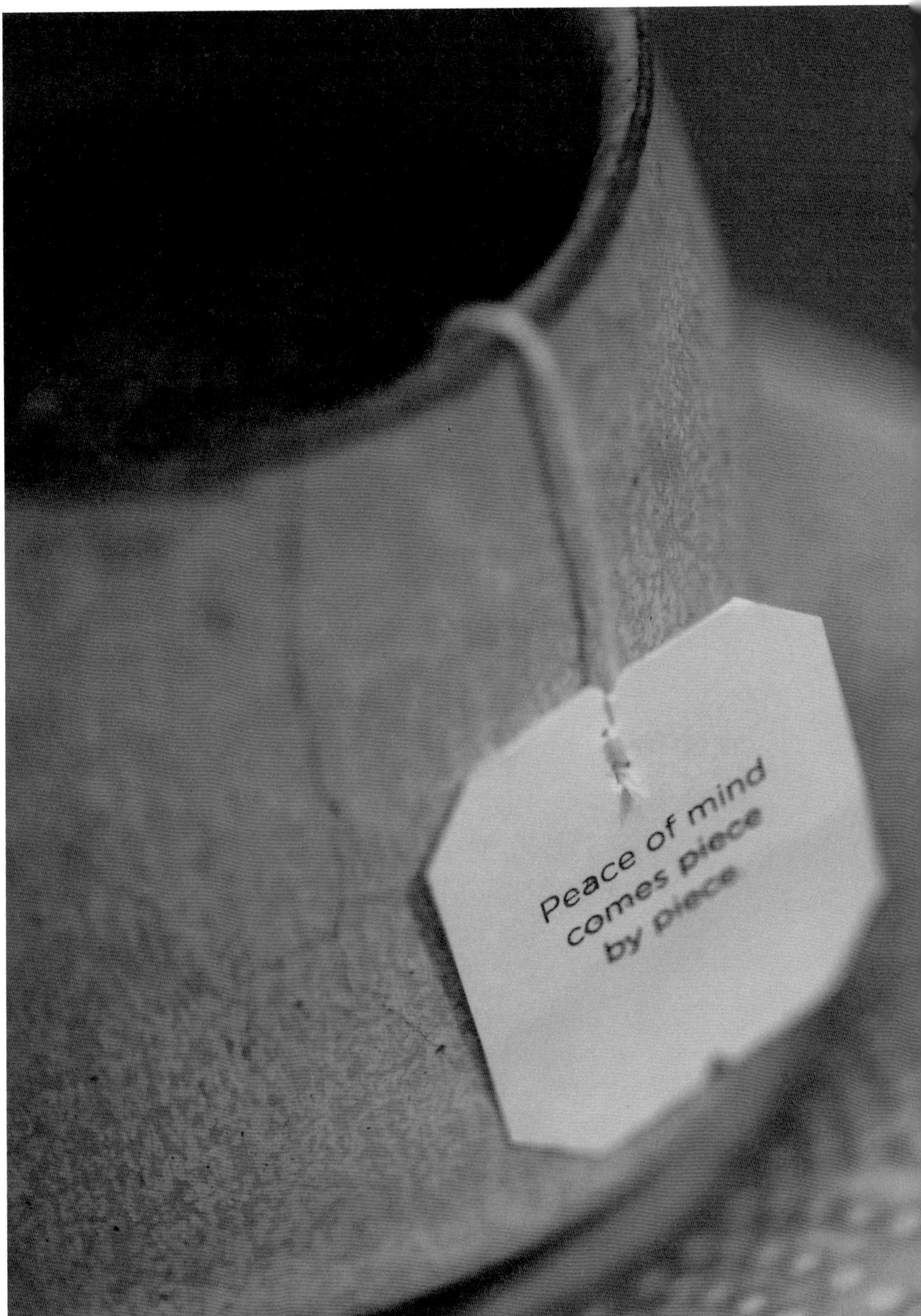
Peace of mind
comes piece
by piece

column 4

スーパーフード、ターメリックのラテを一杯

ヨガの研修で海外に行くことがあるのですが、しばしばヘルス・コンシャスな人が集まるヨガスタジオの近くには、最先端のウェルネスを謳ったカフェがあることに気づきました。朝早くからコールドプレスのジュースや、地産地消を謳った朝食メニューが並びます。コーヒーも自家焙煎やフェアトレードの豆を使い、有機牛乳、アーモンドミルク、ヘンプミルクなどのオプションがあったりと、メニューを選ぶのに迷ってしまうほどです。

ここで紹介するのは、ウェルネスの世界で今注目されているターメリックを使った黄金色のラテ。ターメリックは、ウコンとしても知られるカレーに欠かせない黄色いスパイスです。抗酸化作用、抗炎症作用、血糖値を下げる作用を持ち、アンチエイジングによいスーパーフード。朝のエクササイズの後に飲んでもよし、夕方の一杯によし、カフェインが含まれていないので寝る前に飲んでもよし、の美容と健康によいドリンクです。

ターメリックラテ

［材料］（標準的なマグカップ1杯）

ターメリック粉末…小さじ1/4杯（もし手に入れば、親指の先分の生ウコン）

カルダモン粉末…一振り

牛乳、豆乳、アーモンドミルク、ココナッツミルクなどお好みのミルク…200ml

ココナッツバターまたはギー…大さじ1

非加熱はちみつまたはきび砂糖…大さじ1

［作り方］

1　小鍋にミルクとココナッツバター、ターメリックとカルダモンを入れて火にかける。

2　はじめは中火で、煮立ったら弱火で3分ほど加熱する。火を止めて飲めるくらいの温度まで下がったら生はちみつを加え、泡立て器で表面にフォームができるまでかき混ぜる。

*ターメリックは染料として使用されることもあるほど色素が強いため、色染みしそうな繊細な器やおろし器、白い服を着ているときは注意してください。

*牛乳に含まれているトリプトファンは、セロトニンの前駆物質としても知られています。快眠を促すため、寝る前に飲む一杯としてもおすすめです。

*すでに重篤な肝機能障害をお持ちの方、それ以外でも健康状態に不安がある方は医師に相談のうえで取り入れてください。

part 5

心に
ポジティブな
種をまこう

明日に疲れを持ち越さない、ぐっすり休めるライフスタイル

ＺＺＺのヨガ、ヨガニードラを習慣にしつつ、忙しい生活の中にも、疲れを軽くしたり、翌日に持ち越さないことも大切です。古典『ヨガ・スートラ』には、生活の知恵も記されています。自然と自分のリズムを一致させていく暮らし方やアーユルヴェーダ、私が日頃実践していることをご紹介します。

アーユルヴェーダは、インド・スリランカの伝統医学で、サンスクリット語の「アーユス（Ayus／生命）」と「ヴェーダ（Veda／真理）」が合わさった言葉です。ヨガや瞑想、オイルマッサージ、呼吸法、ハーブを使った食事療法などで、心とからだの健康を保つことを目的とする予防医学です。

今でこそ、しっかり休んで食べて、仕事と子育てをして、日々充実している私ですが、学生の頃は摂食障害と軽いうつに悩まされました。そんなときに出会ったヨガやアーユルヴェーダを通して、スローダウンすることを意識して過ごすことのコツをご紹介できればと思います。

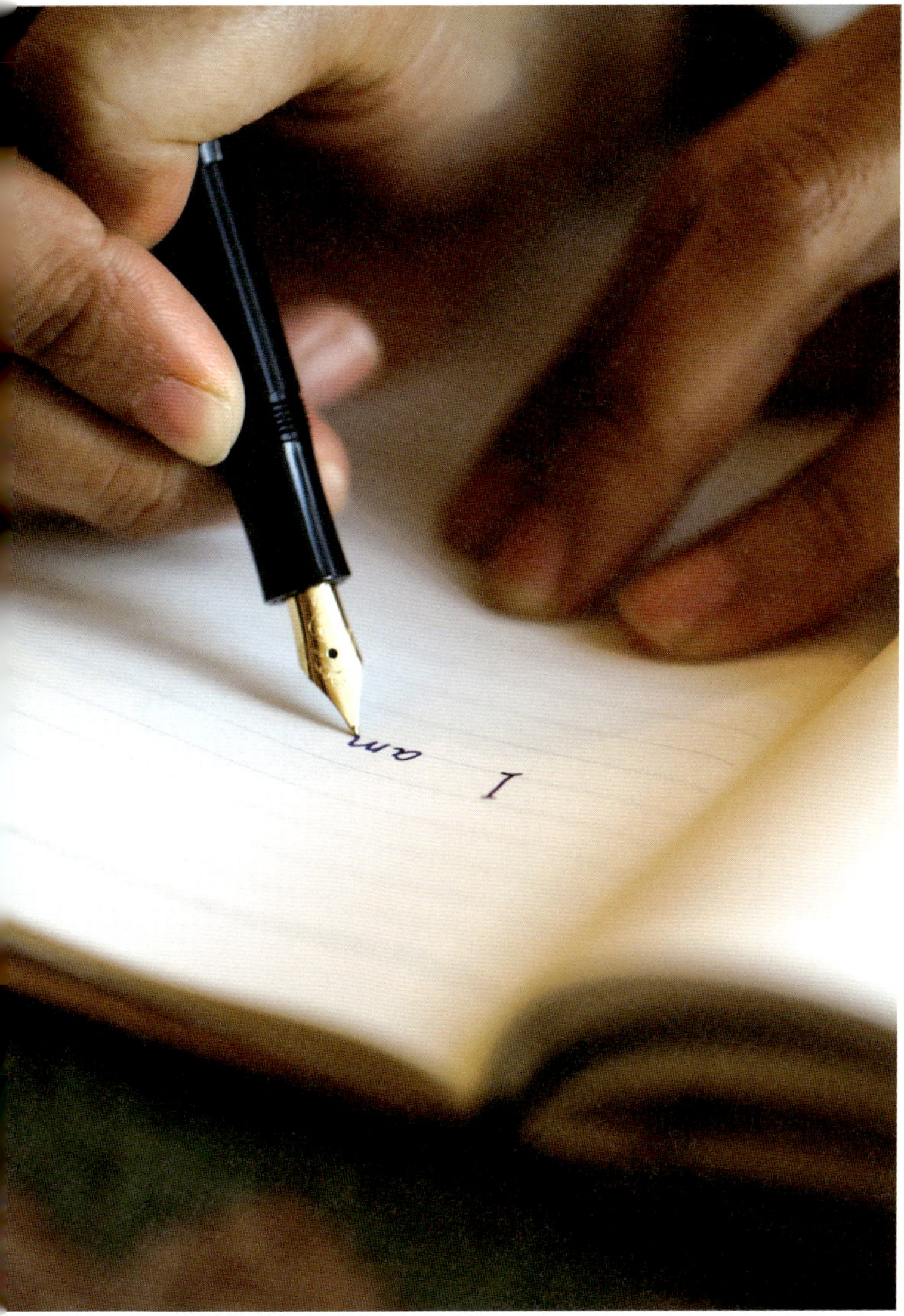

朝から夜までの日常生活のヒントを全部行うというより、自分が取り入れて気持ちのいいことをピックアップしてみてください。

朝の種1

　睡眠の質がよくないと、重いからだを引きずり起こすような感じがあったり、まだ起きたくなくてグズグズしたりと寝起きが悪いことがあります。そんなとき、布団の中で、今日やって来る一日をウエルカムするひとときを持ってみましょう。横になった状態で、今朝のからだの状態に意識を向けます。からだが温かい、痛みがどこにもなく心地よいなど、体調を確認します。そして、おなかの上に手をおいて深呼吸を何回かくりかえします。

　呼吸の広がりとともに「今、ここにいる」という具体的なやり方の一つで、自分の内側に「Hello」というエネルギーを広げます。

　次に、自分の家族やその日会う予定の人を思い浮かべて、エネルギーを届けるというのもよいと思います。相手に対する固定観念をやわらげ、前向きな関係性を自分から構築することに役立ちます。また、今日相手と会う場所を思うことで、その空間に対しても「Hello」を送ることができます。実際に会うときに、緊張がリリースされています。

　これは「微笑みの瞑想」の一種で、「グッドモーニング瞑想」ともいわれます。一日に対してウエルカムな状態をつくること、にっこり笑って布団から出ることで、その日が滑らかな音楽のように展開します。布団の中でまどろんでいる時間をとれるのなら、5分くらい行ってもいいと思います。

布団から出る前に
「Hello瞑想」でご機嫌な一日に

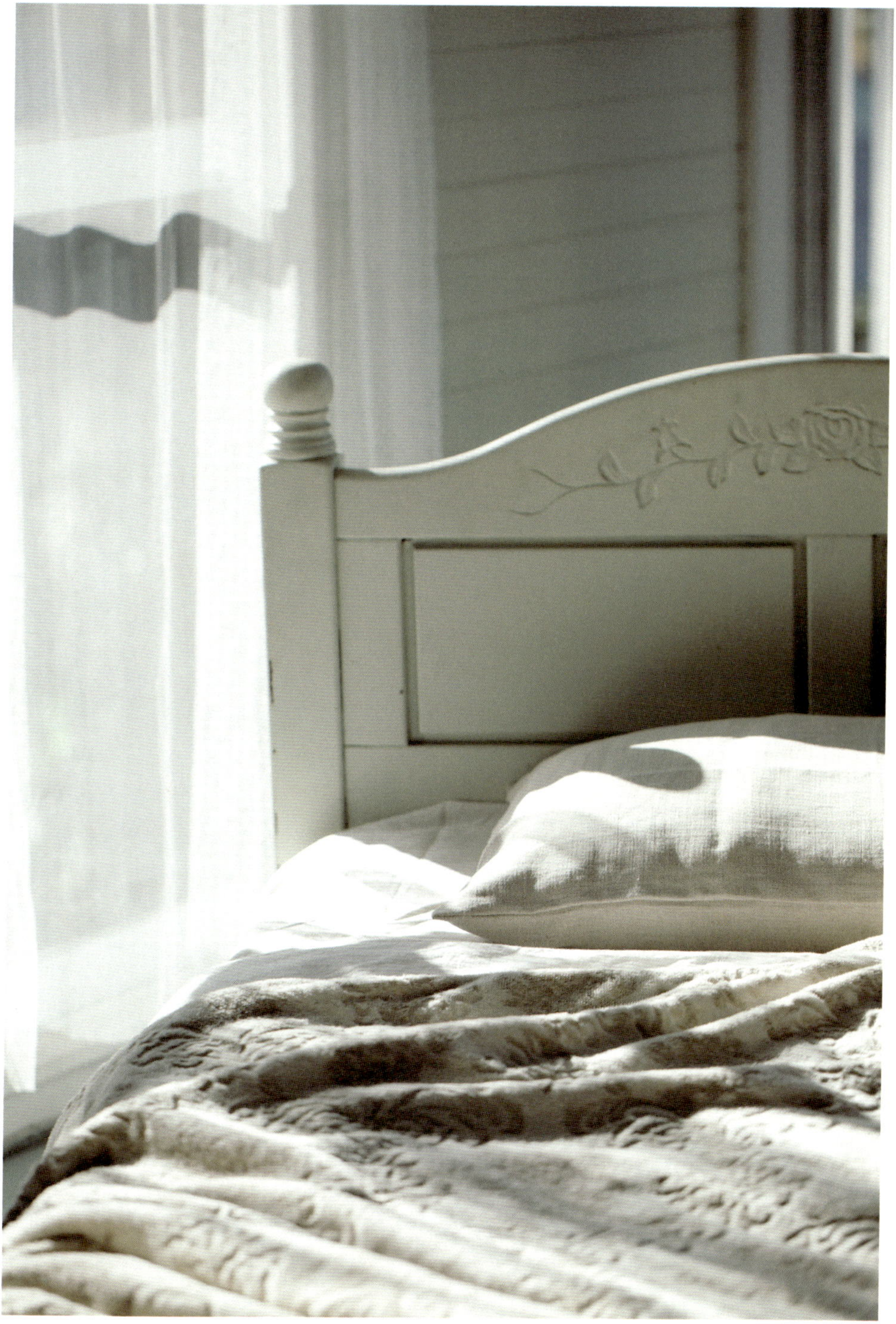

白湯で一日をスタート

白湯は熱の力でからだを浄化、解毒する飲みものと、アーユルヴェーダではすすめられています。

朝起きると、消化管の内側に老廃物が上がってくるので、その毒素が浮き上がっている状態を、白湯で下水管のヘドロを流すように落としていきます。同時に胃腸が温まり、活性化してきます。朝一番に冷たいものやコーヒーを飲む前に、白湯をとると代謝が上がります。日中も、氷が入ったもののかわりに白湯を飲むことは腹部を温め、気持ちを落ち着かせてくれます。気が上がりやすい人、末端が冷えやすい人は、セルフケアとして手軽に始められるものです。

白湯は消化力が増すので、日に6杯程度がよいといわれています。私は、午後2時以降はトゥルシー、ミント、カモミールなどのハーブティーを飲んでいます。寒い冬は、生姜や梅醤番茶などからだを温める作用があるお茶を飲むことも。

白湯が飲みにくい場合は、常温の水でもいいと思います。アメリカでは暑がりの人も多いので、常温の水にレモンを絞って飲んでいました。

[白湯の作り方]

1　やかんに水を入れ、ふたをせずに火にかける。

2　沸騰したら、煮立てたまま数分間沸かし続ける。

3　カップに移して、飲める程度まで温度が下がったら飲む。

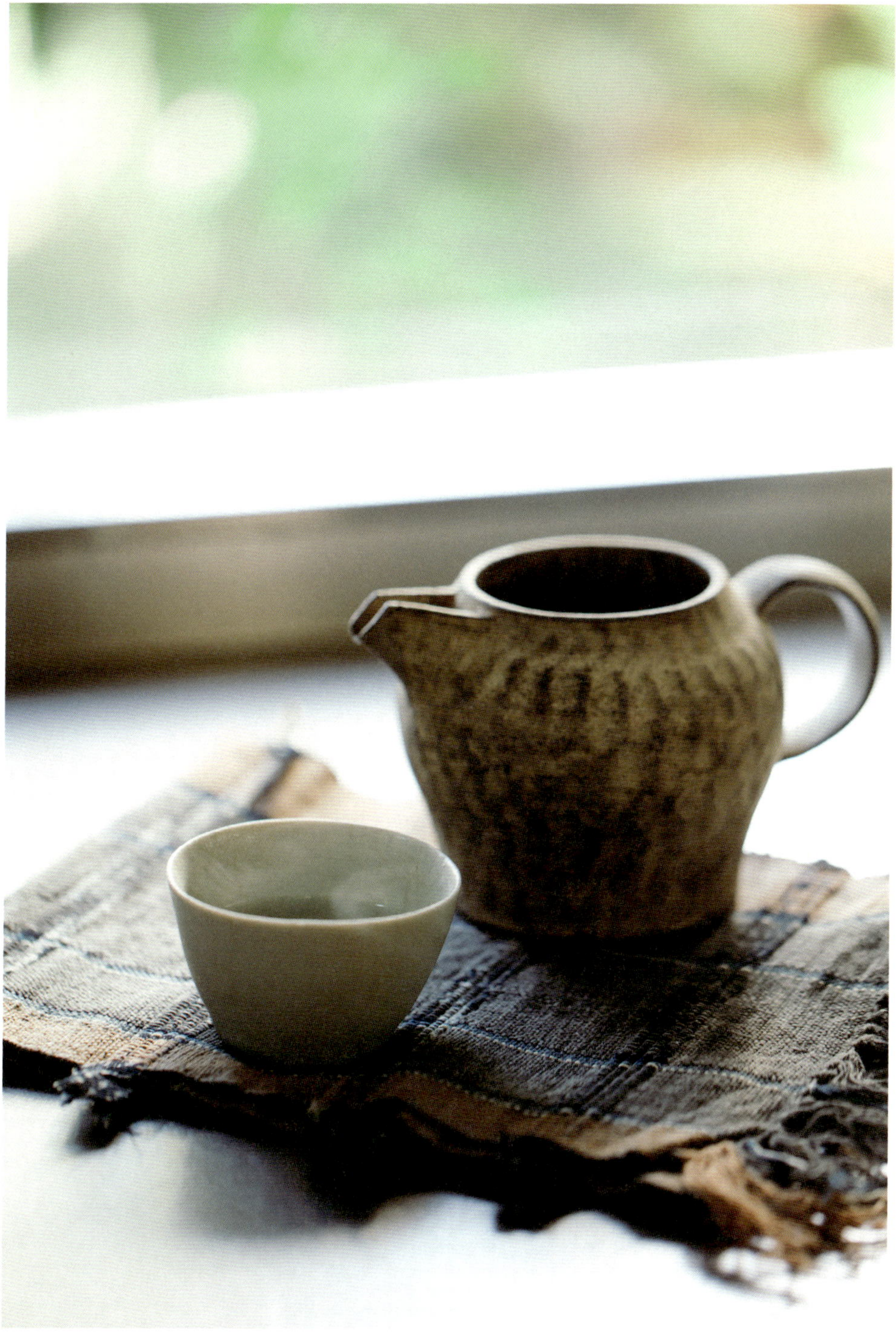

朝の種3

朝日を浴びて深呼吸

朝起きて2時間以内に自然光を浴びると、目を通じて、光が脳の視床下部や下垂体、松果体などのホルモン（メラトニン）の分泌や自律神経に関わっている脳の指令センターに影響を及ぼします。つまり、自然光がスイッチとなって体内時計がリセットされます。それが、からだにとって朝を知るサインにもなります。

夜の眠りにくさや、疲れが抜けないというのは、不規則なライフスタイルが大きな原因。仕事、スマホ、テレビ、ゲーム、コンビニ……。夜も眠らずに活動できる要素がまわりにはたくさんあります。しかも、生活時間がここまで乱れるようになったのは電気の普及に伴って、最近、急激に始まったことです。

松果体は、光を感知してから約15時間後にホルモンの分泌が高まるようにプログラミングされています。たとえば、7時に起きて明るい光が目に入ると、夜の10時にはメラトニンが分泌されて自然に眠くなるのです。

朝、ベランダで洗濯物を干すときに深呼吸をするといったことでもいいので、日ごとに体内時計をリセットして、一日を始めるようにしましょう。

ヨガの考え方では、朝の空気は、新鮮な生命エネルギー、プラーナで満ちているとされます。排気ガスも少なく空気が澄んでいる時間帯ですから、お日さまに向かって深呼吸します。私の住んでいるところからは富士山が見えるので、山を眺めながら深呼吸をしています。

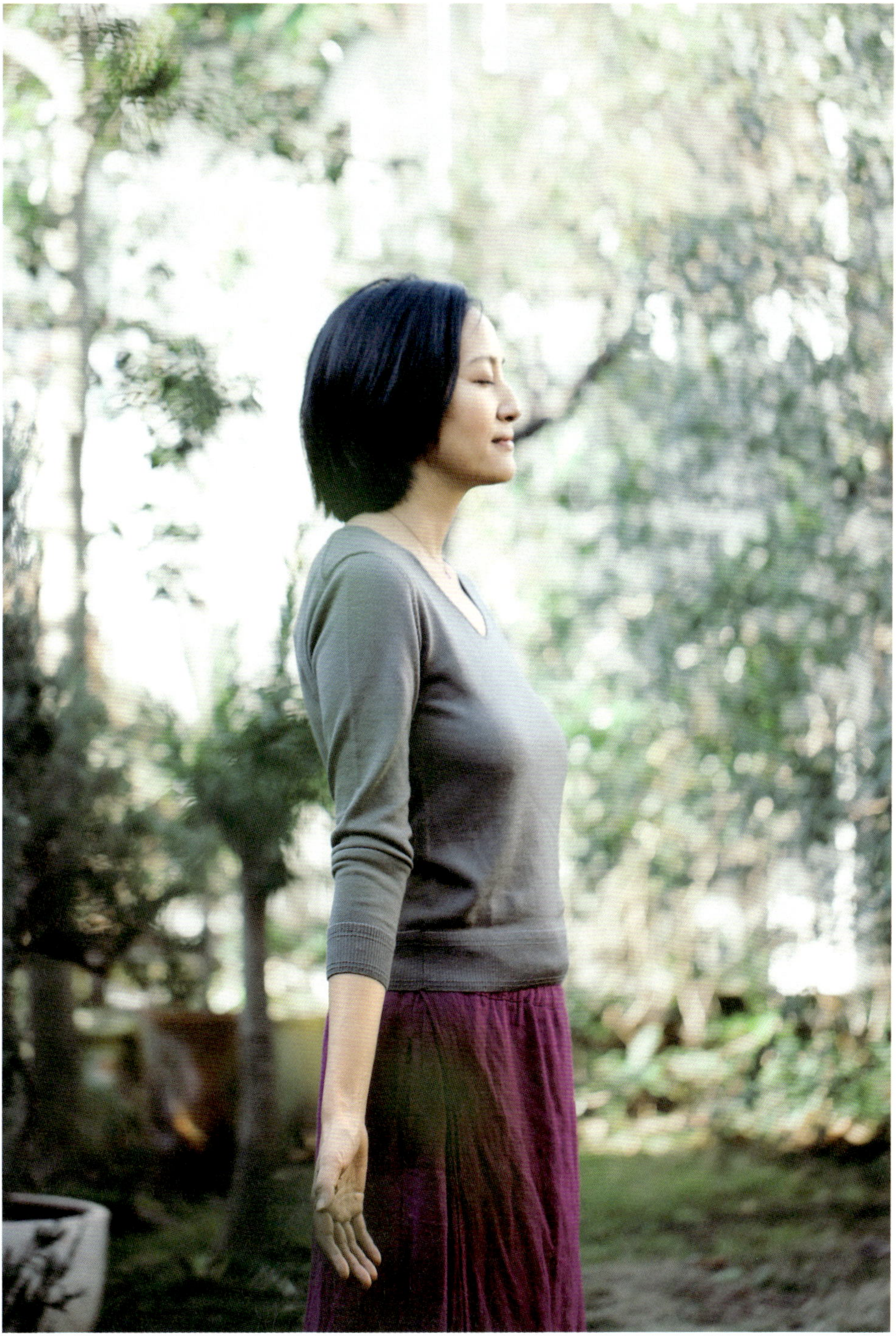

ロバート・ソボダ（Robert Svoboda）博士は、アメリカではじめてアーユルヴェーダを広めた一人です。アーユルヴェーダや仏教的な観点から、自分より小さい人、もの、小鳥、ペットに施しをするという考え方を名著『プラクルティ』（Prakrti）の中で伝えています。

私たちは、母なる地球から水や食べものなどをいただいて、それを循環させて生きています。

今、目の前にある、お米、小麦、卵、しらす干し、トマト、イチゴ、紅茶など命をつなげるものをもらって生きています。この流れを自分のところでせき止めないで、自分が与えることができるものはお返しをするという観点から、シェアする機会があったら、それを積極的に行う。これは自然界の法則を尊重することでもあります。

自分も地球のサイクルの一部であることを思い出す瞬間、具体的なシェアの一つとして、たとえば植物への水やりを朝食前に行うこともよいでしょう。

与える行為を練習する時間ともいえます。何か人にあげる――「和顔愛語」という言葉もあるように、出会った人ににっこりしたり、口にする言葉が自他を傷つけない思いやりに満ちたものであることを心がけることも、すすめられます。

植物への水やりでシェア

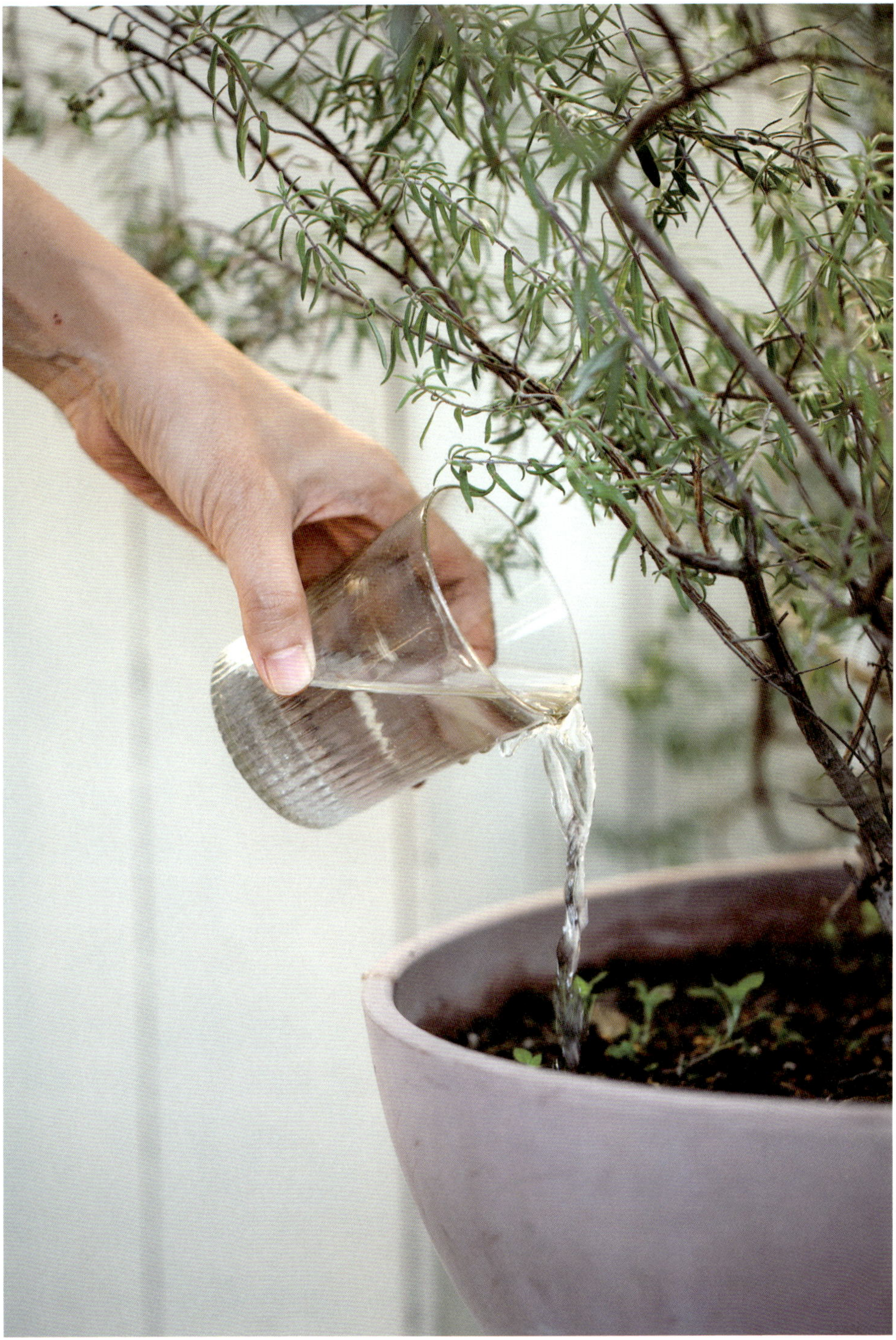

朝の種5

午前中にからだを動かす

からだを動かすのに最適な時間帯は、午前中早めの時間帯。日中からだを動かすことで交感神経が優位になり一日のパフォーマンスが上がります。座りっぱなしの生活が主流になったのは最近のことで、からだに根づいた野生は、運動することで満足します。

ヨガなら「太陽礼拝」の練習がすすめられます。また、駅まで速足で歩く、朝ジムに行くなど、心拍数最大70%くらいまでで、鼻呼吸がキープでき、うっすらと汗をかく程度の運動がおすすめです。

忙しくて時間がないときは、創意工夫しましょう。エスカレーターのかわりに階段を使うことでもいいですし、電車の中でつま先立ちをしても。わたしは子どもを公園で遊ばせるときに、自分も一緒に走ったり、ヨガをしたりします。

太陽の出ている昼間は、からだを動かして活動する時間。月の出ている夜間は、のんびり休む時間。このリズムは太古から変わっていません。数十年前までは、もっとからだを使って動いていましたが（動かざるを得なかったのですが）、今は自ら心がけないと、なかなかからだを動かさなくても生活ができてしまいます。年齢とともに筋力も落ちていきますから、有酸素運動と筋トレ、ストレッチを適度に組み合わせて体力アップをはかりましょう。適度に筋肉がつくと、ちょっとのことでは疲れないからだになります。

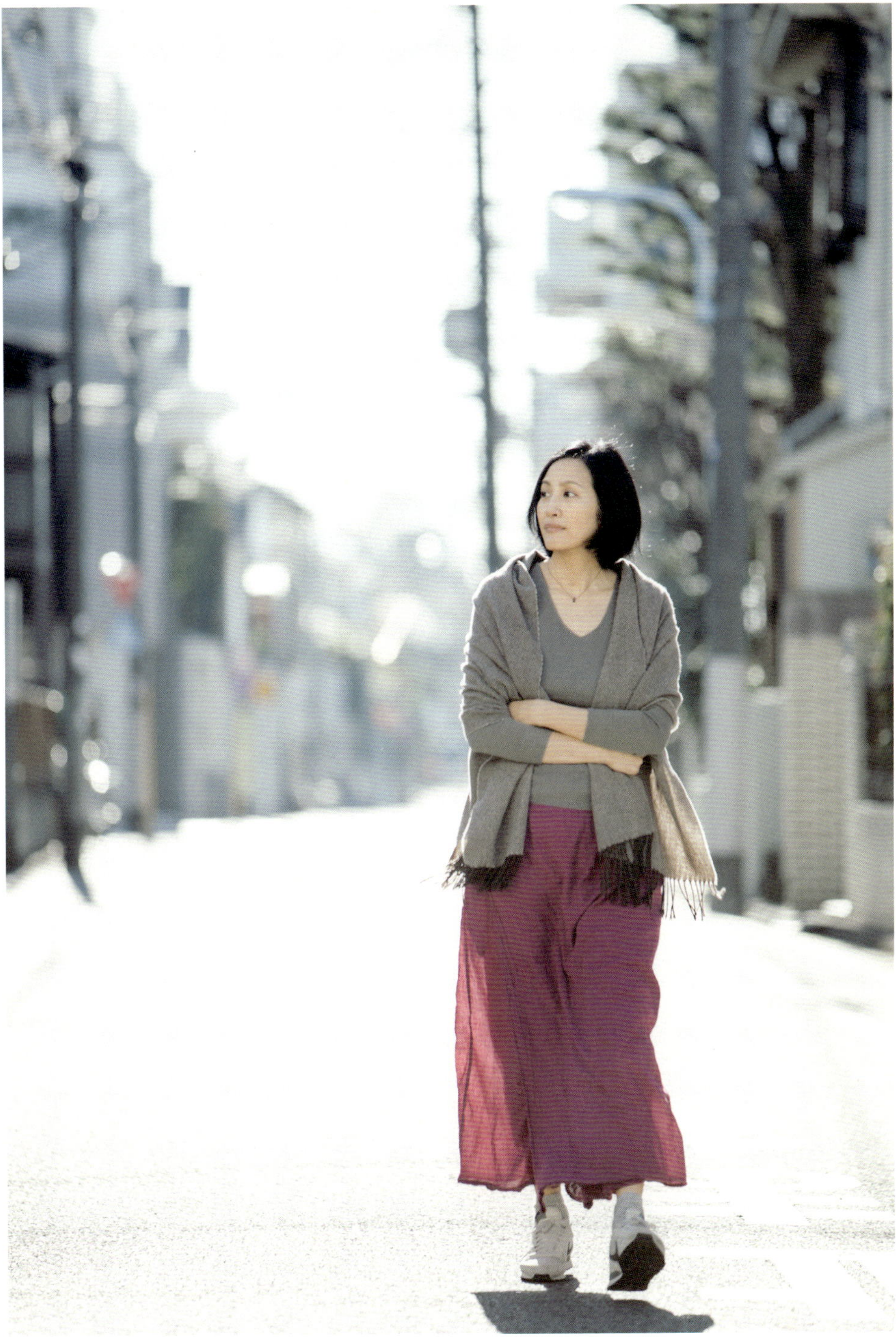

ご機嫌が詰まったレメディポーチ

朝仕事に出て家に帰るまでの時間、外にいるぶん気が張る時間も長いものです。そんな時間の中に、気持ちを盛り上げてくれるアイテムを、小さいポーチやバッグに忍ばせておくといいと思います。レメディポーチといったり、Pick Me Up（ピックミーアップ）といったりします。

たとえば、香り、甘いもの（食べるもの）、クリームなど塗るもの、うるおいを取り戻すものなど。私は、サンダルウッドやベディパーローズの精油を希釈したもの、ハーブティー、スパイスミックス、バーム、目薬、のど飴、サンゴカルシウム入りの黒糖、ハンドクリームなんかを入れています。バームは、髪の毛のハネを抑えたりリップクリームに使ったり、赤ちゃんにも使えるマルチなもの。黒糖はそのままなめたり、コーヒーに入れたりしています。

お守りのようなものがあることは、緊張をやわらげるのに役立ちます。仕事をする時間が長いぶん、自分を機嫌よくキープできるものをある程度備えておくことで、気持ちを切り替えられ、疲れの度合いも軽くできます。

お茶を飲んだり、甘いものをつまんだり、クリームを塗ったり、香りをかいだり……。

好きなもの、ご機嫌に整えるものを集めて、自分なりのレメディポーチをつくってみてはいかがでしょうか。

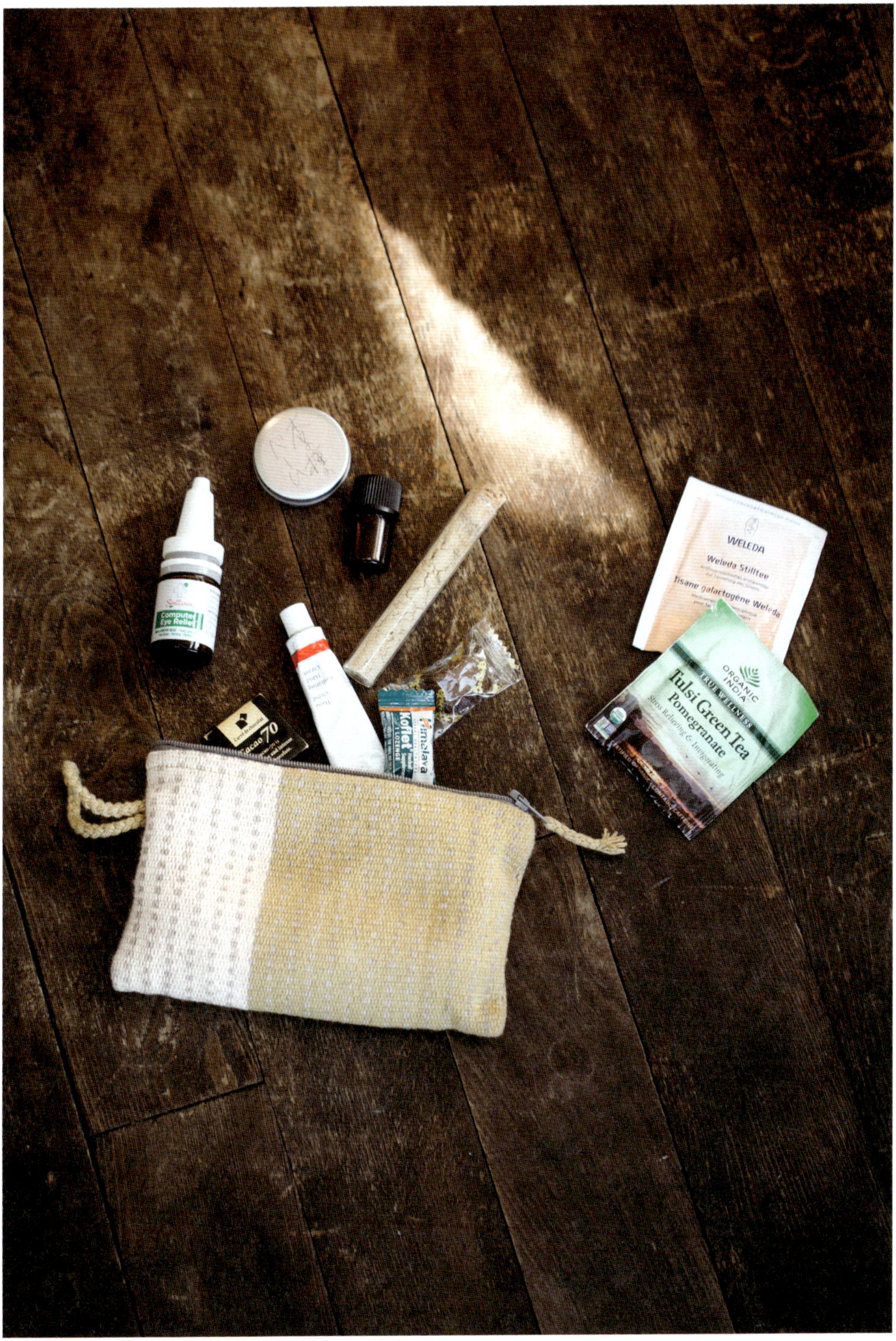
Computer
Eye Relief
cacao 70
Koflet
Himalaya
WELEDA
Weleda Stilltee
Tisane galactogène Weleda
ORGANIC INDIA
TRUE WELLNESS
Tulsi Green Tea
Pomegranate
Stress Relieving & Invigorating

大地の上を歩く

でこぼこした土の上を歩いているときに知覚器官に入ってくる「データ量」は、ジムにあるトレッドミルを歩いて得られるものよりもはるかに多いでしょう。土の上を歩けば微生物が舞い上がります。その空気は、フィルタリングされリサイクルされた空気とはまったく違って、樹木などの生命エネルギーをも含んでいます。『GOWILD野生の体を取り戻せ！』（ジョンJ．レイティ、リチャード・マニング）は、進化のルールに照らせば、現代人のライフスタイルは、人本来の健康や幸福につながりづらいこと、私たちのからだは20万年前からずっと変わらず、野生に暮らすように設計されていると唱える刺激的な一冊です。

運動することで脳のニューロンは増加し、新しい経験を積むことで脳は可塑性を増します。できることならジムだけでなく、トレイルランニングで変化に富んだむき出しの土の上のコースを走ることで、その効能は激増するともいわれます。

この本にインスパイアされたのですが、一日の中で、なるべく芝生の上や公園のある道を選んで歩くようにしています。樹木の近くを通ると気持ちがよく、意識的に季節を感じることで、自然とつながる時間を持てます。

スマホをひたすらいじる代わりに、いつも歩く道を変えてみたり、樹木のある公園でひと休みしたりして、その空間のエネルギーを感じてみるのも気持ちよく過ごせるひと工夫ではないでしょうか。

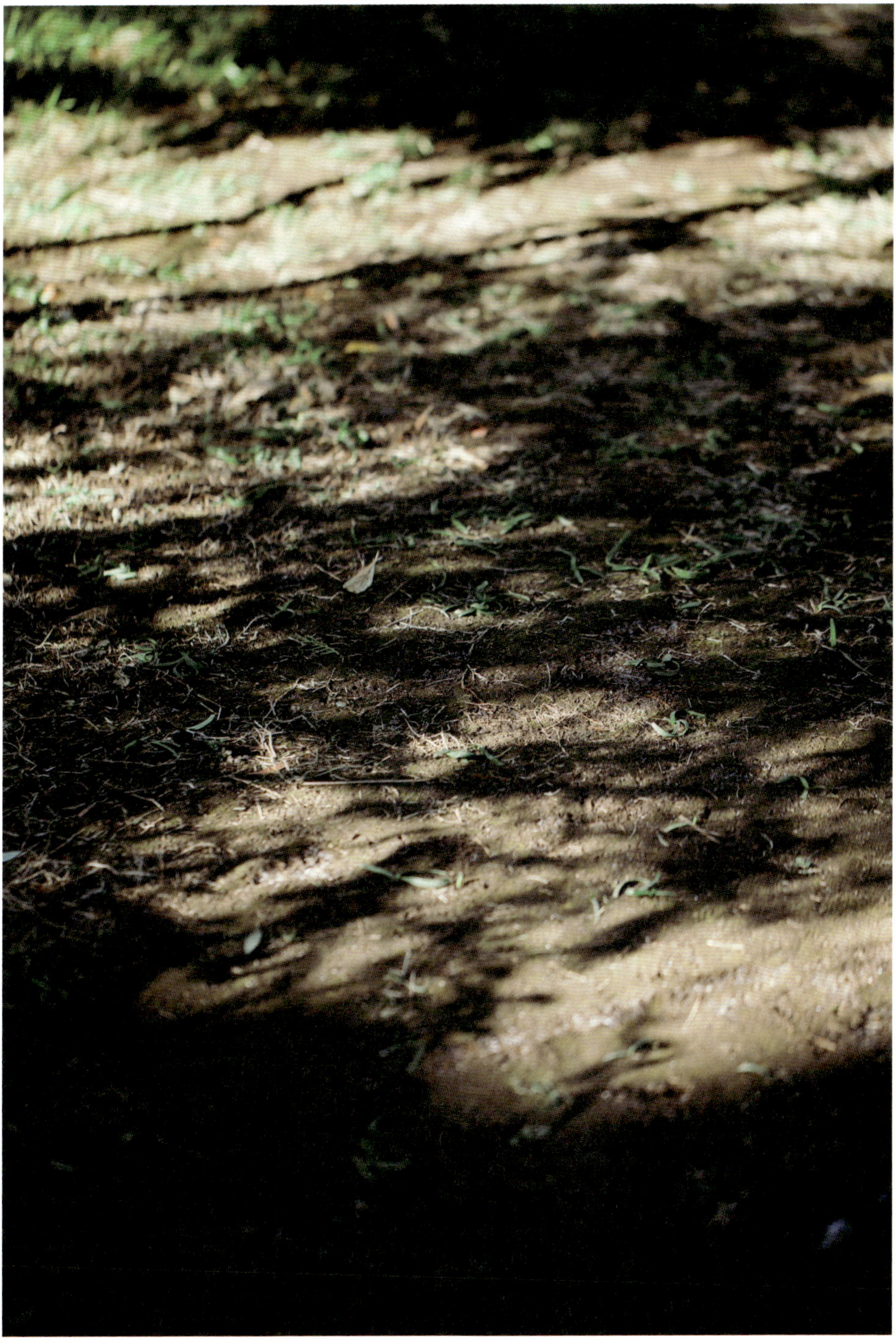

昼の種3

お昼ごはんを食べ終わったあとの午後の時間帯は徐々に風のエレメントが増していくと、アーユルヴェーダでは考えます。息を詰めて午前中を駆け抜け、そのまま昼食後も気を張り詰めた状態で走っていると、気が上がりっぱなしに。慣性の法則で、夜眠れなくなってしまいます。

夕方の時間は、夜に向けて少しずつギアを落としていきます。

日が傾いていくころ、走り抜けるところをスローダウンして、温かい飲みものと軽いおやつで一息入れます。おむすびや季節の果物、干しイモやナッツ、和菓子に洋菓子、おせんべいなど、エンプティカロリー以外のものを夕飯から少し時間を逆算した3〜4時の間にいただきます。

お昼ごはんを食べてから深夜まで絶食すると、遅い夜ごはんをとるときには、うっかりドカ食いになってしまい、からだにも負担をかけることになります。食べてからすぐ眠れないので、睡眠時間も短くなってしまいます。

反対に、お昼ごはんを食べたのにおやつをすぐ食べる、午前中食べ続けてしまうというのは、昼食の質・量が足りていないということ。ランチは「サンドイッチとサラダ、おやつはスタバでフラペチーノ」では、節約にもなりません。

太陽が南中するお昼ごろは消化能力が最も高まる時間帯。良質なたんぱく質をとって、「おいしかった」と幸せな気持ちになる食事をするのがいいと思います。

ホッと一息つくティータイム

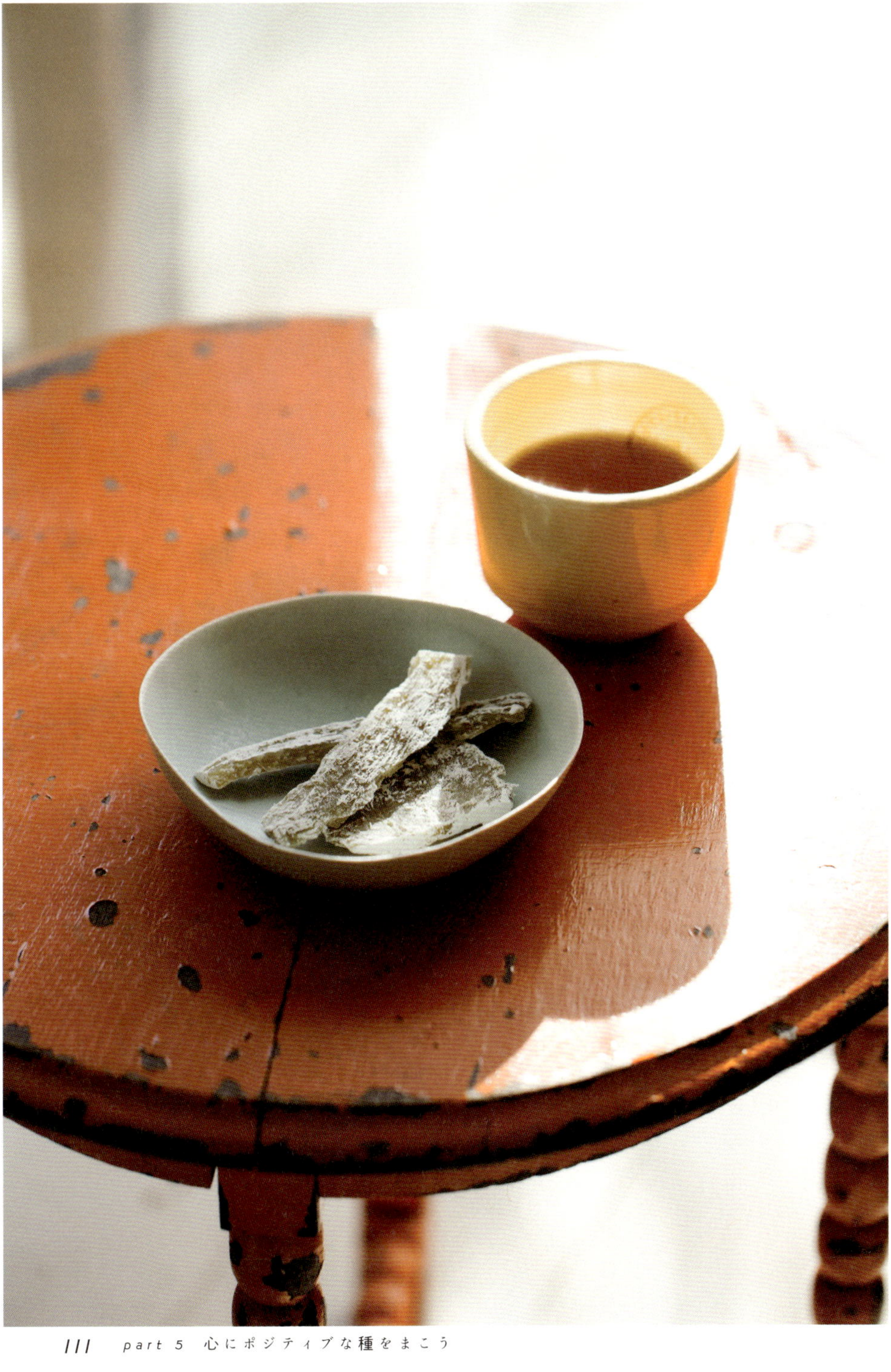

昼の種4

トレイルミックスのおやつ

アウトドアシーンでの手軽な栄養補給源として広まったトレイルミックス。自然食品のお店では素材そのものを量り売りしているので、好きなものを組み合わせてオリジナルのトレイルミックスをつくります。

ナッツ類はたんぱく質や脂質、鉄分、亜鉛などのミネラルを含む良質な栄養供給源ですし、ドライフルーツに含まれる糖は、やさしい甘みで心身をくつろがせてくれます。

ミックスするものは、クルミ、アーモンド、ピーナッツ、かぼちゃやひまわりの種などのナッツ・種子類と、レーズン、イチジク、アプリコット、干し柿、ココナッツ、クコの実などお好みで。ナッツを中心にすることで、ドライフルーツを単体で食べるよりも血糖値の上昇をゆるやかにしてくれます。バナナチップスやチョコレートを入れる人もいます。

ジッパーつきの袋に入れて持ち歩け、見た目も華やかできれいなので、瓶に入れて仕事場においてもいいと思います。ティータイムのヘルシーなおやつに、仕事が詰まっていてごはんを食べにくいときなどに重宝するものです。

私はオーガニック、ノンオイルのナッツ・ドライフルーツを多めに購入して持ち歩いたり、「よく噛んで食べてね」と声をかけながら子どものおやつにしたりしています。

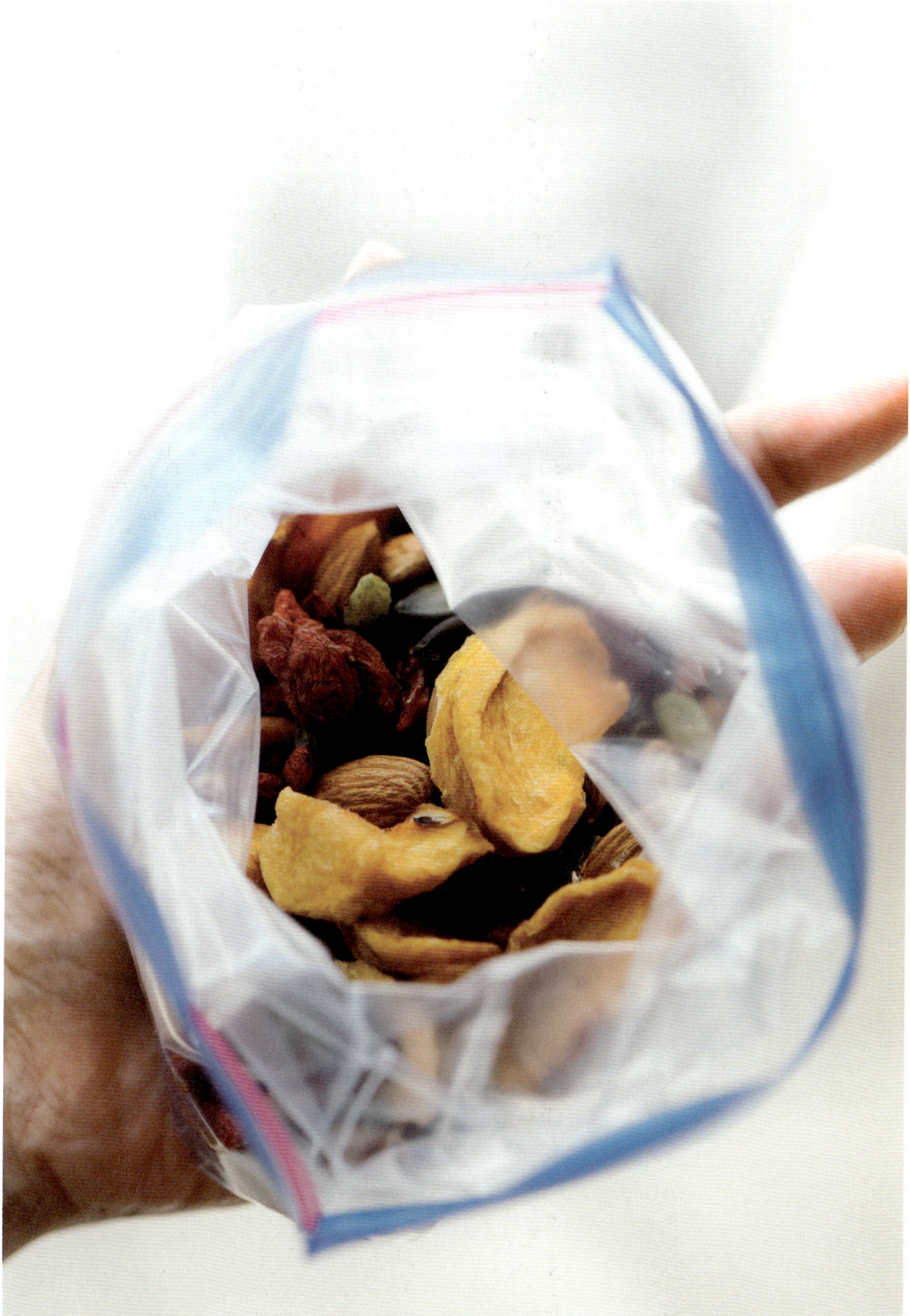

昼の種5

仕事をするときは、たいてい「まじめに」「早く」「効率的に」をポイントにしていることが多いと思います。

そのモードを引きずったまま、「帰宅して家事をして」を大急ぎで進めるとイライラが増したり、「早くしなさい！」と、タスク管理をしているように子どものペースを尊重できないで接してしまうことがありました。

夕方から夜にかけて、エネルギーをゆるやかに本来のくつろいだものへとスローダウンしていくことは、家族や友人とのコミュニケーションを和やかなものへ整えることにも役立ちます。

仕事を終えて帰宅するとき、日中のモードを切り替えるきっかけの一つとして、マインドフルネス瞑想のテクニックを使います。

駅のまわりの車の多い道から一本逸れたのどかな散歩道のほうへ入っていきます。月がほんのり出始めた空を見ながら、ほんの数分、心を空っぽにします。足裏が地面に触れる感覚、空気が鼻を出入りするひんやりした感覚などを通じて、「今・ここ」に意識の焦点を合わせたまま無心で歩きます。

一日に何度か空や月を眺める、目を閉じて心を空っぽにするなど、あえて「仕事」を手放し、自分なりの切り替えのリチュアル（儀式）を差し込んであげるようにすることが、とくに子どもが小さい今の私には助けになっているようです。

モードの切り替えに、マインドフルなひとときを

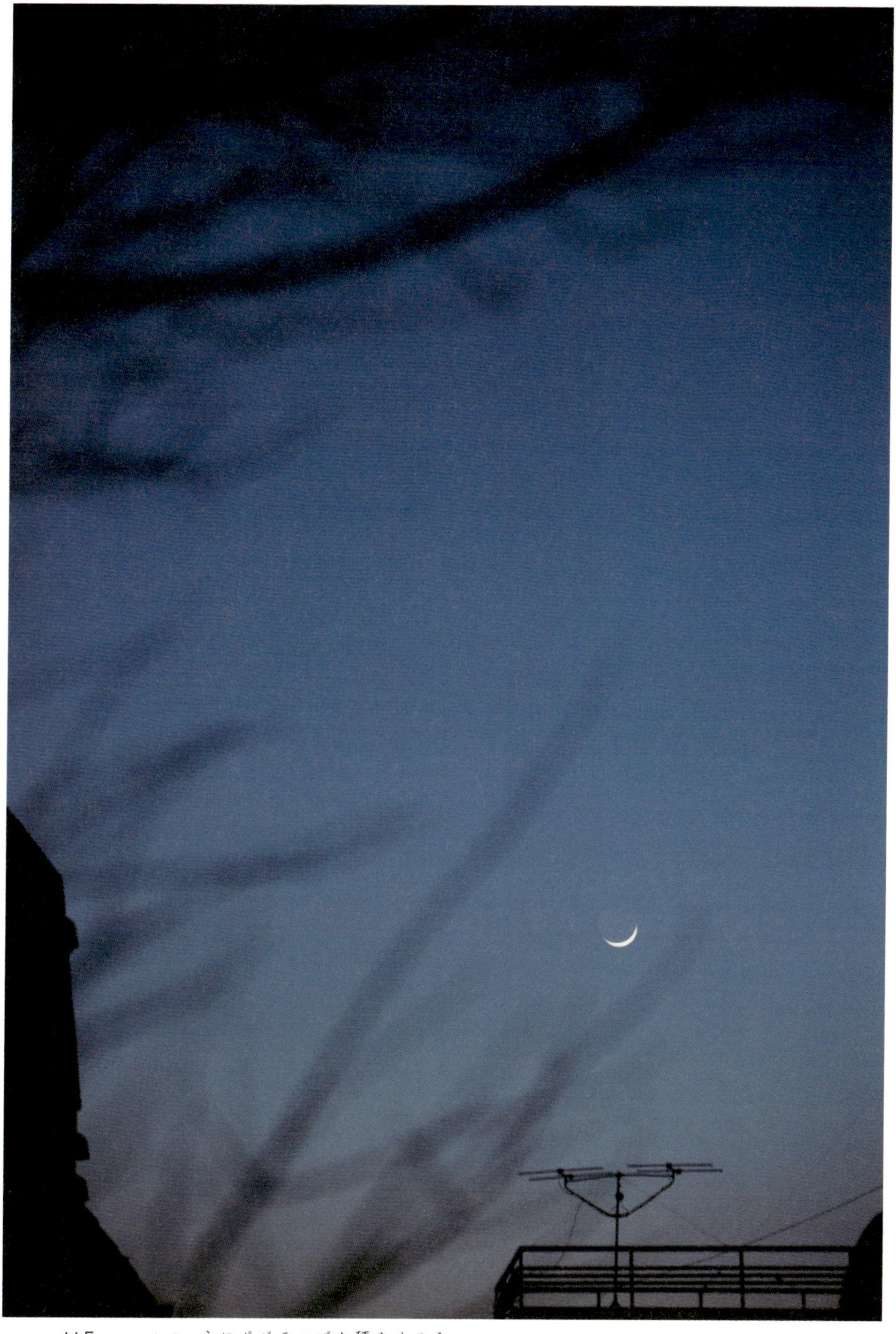

夜の種1

今やなくてはならないスマホ。便利な暮らしのツールではありますが、際限なくいじり続けることで生じる負の面も。目が疲れたり、気持ちが高ぶったり、夜に寝つけない原因になることも。

夜のスマホで睡眠の質が低下することは、国内外のさまざまな研究結果から明らかになっています。

スマホの画面から出ているブルーライトは、眠気を起こすホルモン、メラトニンの生成を抑制してしまいます。また、寝る前にテロや犯罪などのニュースを目にすると、心配や恐怖が潜在印象に刷り込まれ、おどろおどろしい夢を見やすくなります。そうして画面を見ている時間が長くなれば、当然入眠時間も遅くなります。

端末がそばにあるだけで、注意が損なわれて認識や判断にかかるスピードが遅くなるという実験結果もありました。

私もメールの返事を待っていたり、締め切りのメールが来てドキドキしたりしてつい見てしまうということがありますが、寝る前の時間帯は、やっぱり控えたほうが心安らかでいられます。

オンとオフを切り替えるという意味でも、帰宅したら必ず鍵と一緒に玄関に置くのが合っているみたいです。

日が沈んだら目を休ませる

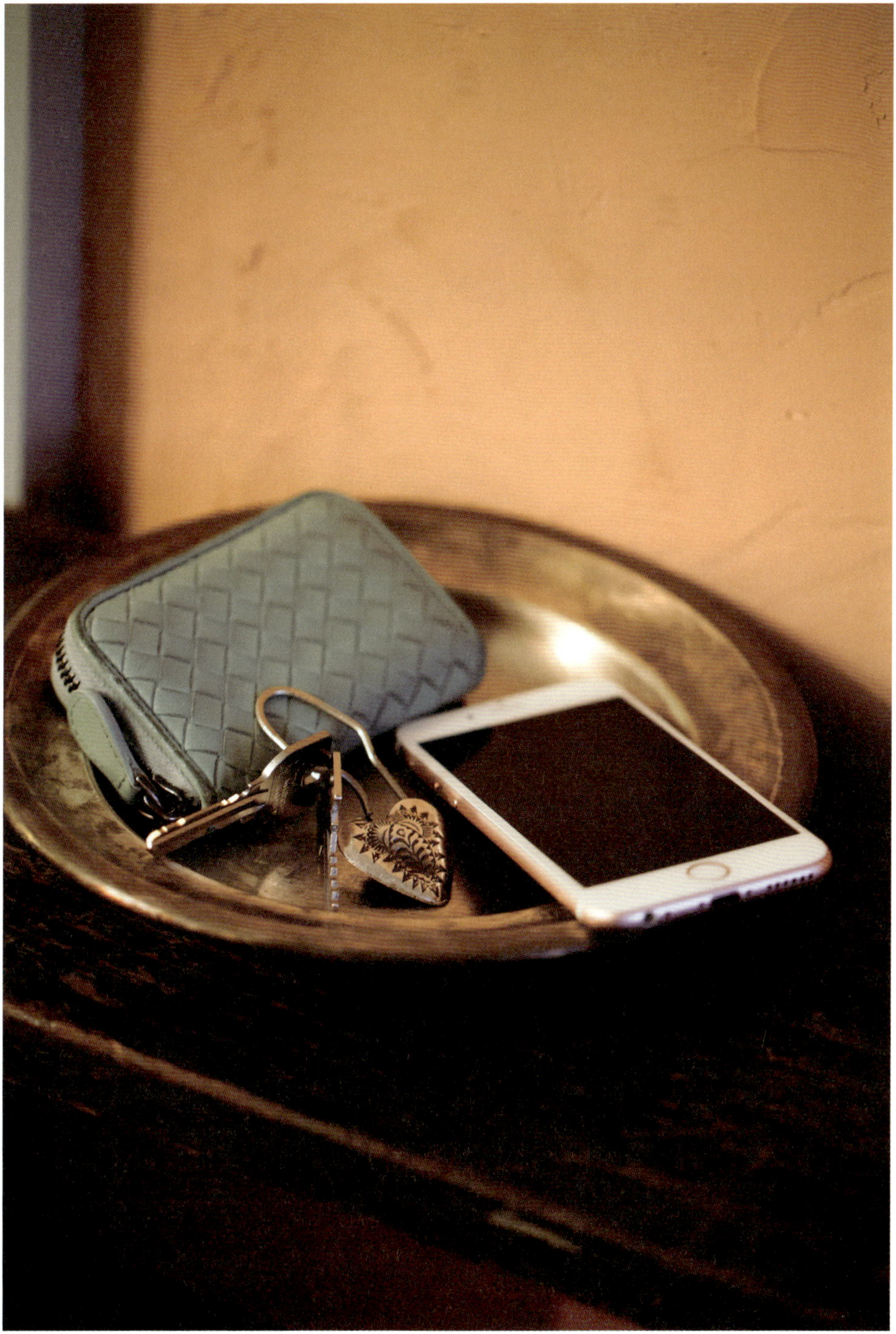

夜の種2

軽めの夕飯で、朝のエネルギーを軽くする

食べることは、からだに栄養を取り込むだけでなく、精神的にも滋養を与えてくれる健康の礎です。

アーユルヴェーダの考え方では、一日の食事量の黄金比率を、朝1、昼3、夜2としています。お昼時は消化力が一番強い時間帯なので、ここをメインの食事にして、満足感の得られる昼食を。夜は比較的軽めにすることをすすめています。ストレスフルなことがあって、夜にたくさん食べたくなることもあると思いますが、食事を代償行為にすることを重ねると胃腸を疲れさせ、寝つきを悪くします。また翌朝の寝起きが悪くなり、おもだるい感じから一日が始まります。朝、おなかが空いた軽いエネルギーの状態だと、目覚めがさわやかで気持ちよいものです。

私のある日の夕食。自宅では外食だととりづらい野菜を多めにとるように、蒸したり茹でたり炒めたり、と火を通していただくようにしています。

それから、腸内環境を整える麹とおかゆで作った自家製生甘酒を、子どもと「カンパーイ」してお猪口に一杯。生甘酒のほか、キムチ、納豆、漬けものなど発酵食品をとるようにしています。

からだの下にも「気」を流して滞らないようにすることで寝つきをよくし、便秘と関連して起こりやすい、頭痛やゆううつさを予防します。

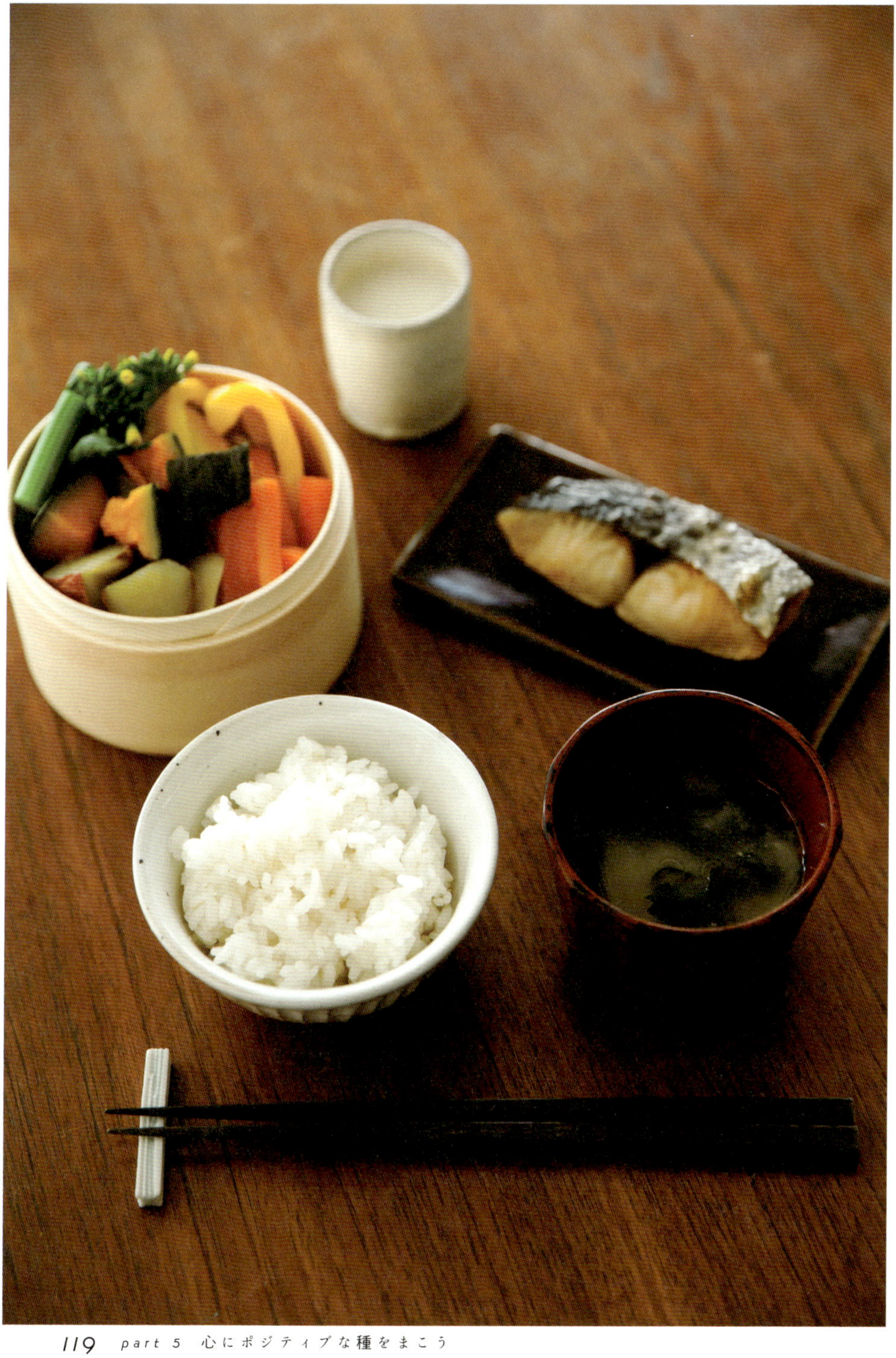

夜の種3

以前、通訳を務めていたオーストラリア人のヨガ講師のジュディ先生からいただいた言葉があります。

「かおり、どんなに忙しくても一日に30分は自分の魂が喜ぶことに時間を使いなさい。月に一度はマッサージや鍼灸に行きなさい」

旦那さんの闘病生活を支え、看取って、高齢になった今でもヨガの指導を続けている先生ならではの優しい言葉が心に響いて、なるべく実践するようにしています。

やるべきこと、やりたいことは限りなくありますが、どこかで、ひとときホッとくつろぐ時間、仕事や家事以外で自分が楽しめることをします。

音楽をかけながら読書をしたり、お菓子やお茶をつまんだり。トイレに自分の読みたい本を置いておくのもいいですよね（わが家はトイレが聖地！）。

わりと早寝をしているので、夜に自分の時間を持てないときは、朝家族が寝ている時間を活用することも。オイルマッサージをしたり、追い炊きしてお風呂にゆっくり入ることもあります。

自分を犠牲にして頑張り続けるという信念を手放して、楽しいこと、好きなことをする時間を大切にしたいものです。

日ごとにささやかな楽しみを重ねることで、いやなことも翌日に持ち越さず、よい目覚めを迎えられます。

自分の好きなことをする時間

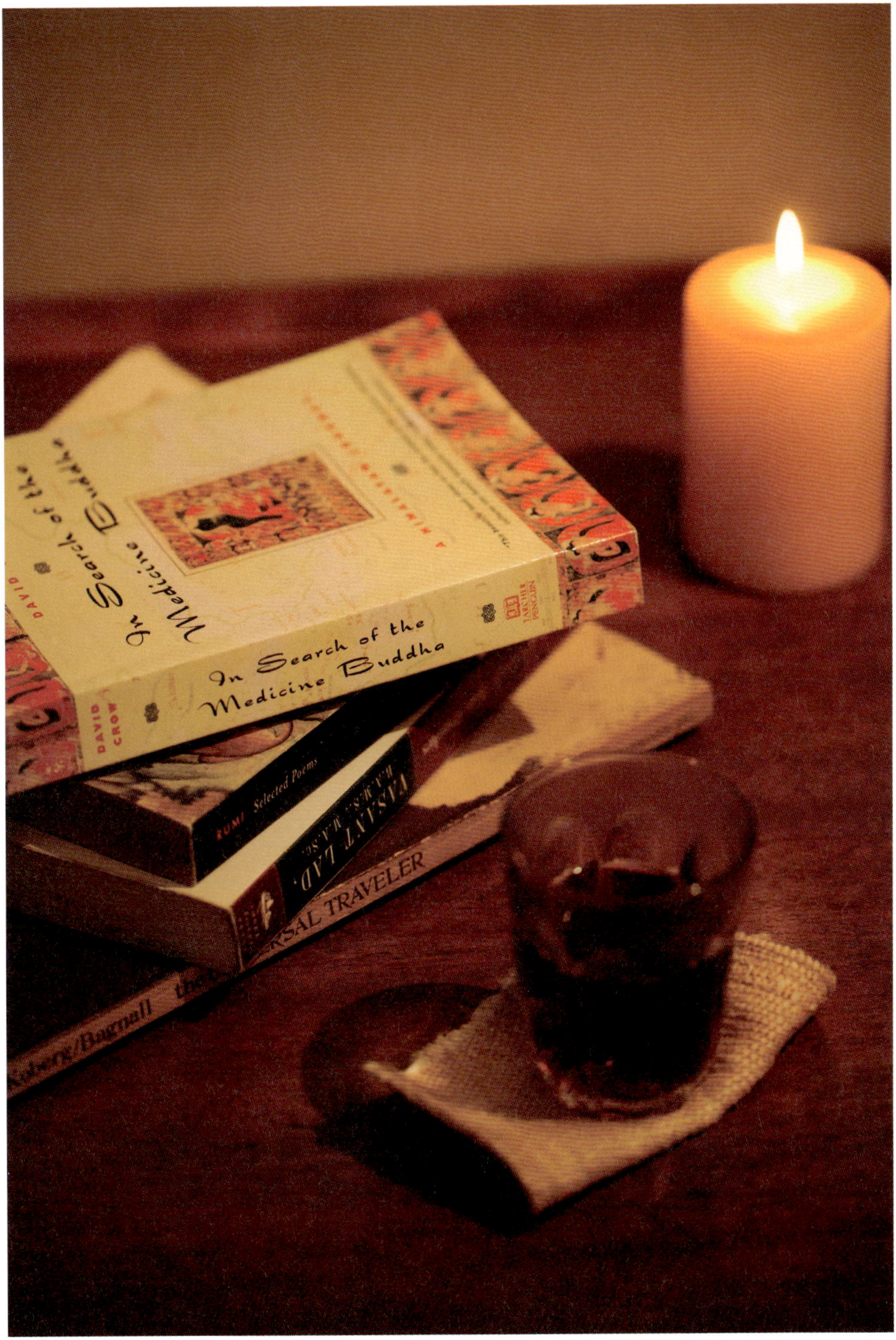
In Search of the Medicine Buddha
DAVID CROW
RUMI Selected Poems
VASANT LAD

夜の種4

一日が終わるころには疲れがたまり、その疲れは足におりてきます。からだを支えてくれる土台である足がかたかったり、荒れていたり、冷えていたりする状態を、アーユルヴェーダの観点ではよしとしません。足裏は臓器の縮図であり、ツボのような「マルマポイント」がたくさんあります。からだを温める作用がある白ごま油で、マルマポイントをマッサージして足をいたわりましょう。

1 小分けの瓶に「太白白ごま油」*を入れておきます。

2 白ごま油を手のひらにとり、こすって温めてから、足裏、足の甲、足首、足指、指の間の順にマッサージしていきます。

3 足裏にオイルをすり込むように、かたいところやこわばっているところを中心にやさしくもみほぐします。

4 足が潤ってくると、ポカポカして温かくなり血流がよくなります。また、神経が沈静化され眠りやすくなります。

オイルが気になるようでしたらティッシュオフするか、ふくらはぎのほうまで伸ばしてマッサージしてください。古くなったゴムのゆるい靴下を履いてもいいと思います。

夏の時期やほてりやすい人（更年期）、眠りにくい人はココナッツオイルを使うのもいいと思います。体の熱を下げる作用があり、寝つきをよくしてくれます。

一日を支えてくれた足に おつかれさま

*「太白白ごま油」は、小鍋に入れて加熱処理すると、吸収されやすくなります。

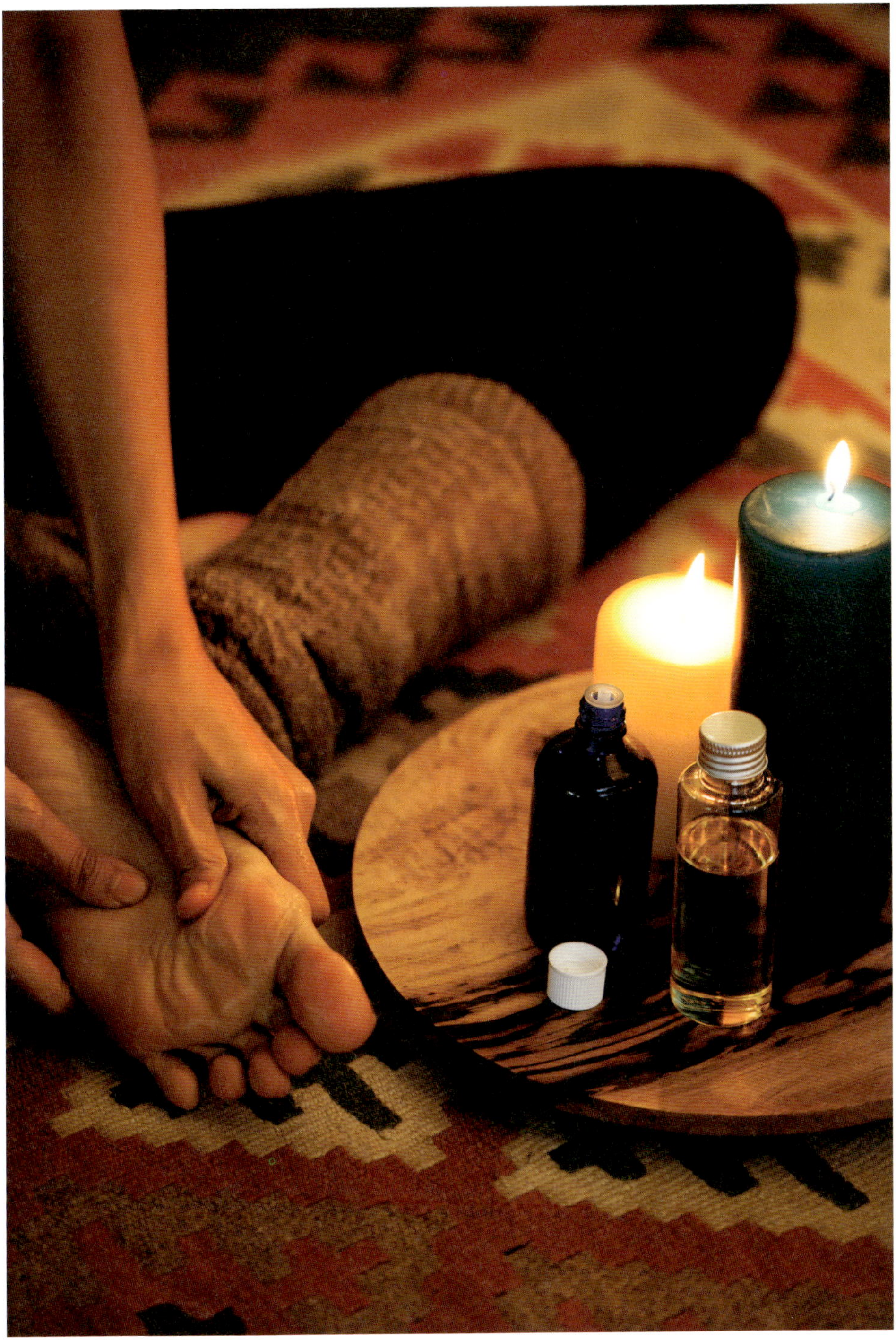

夜の種5

感謝したいことを3つ思い浮かべる

布団の中に入って寝入りばなに、今日ありがたかったこと、よかったことを3つ心の中であげます。「子どもが元気でよかった」「温かい布団に入れた」「すてきな人に出会えた」「今日のお茶がとてもおいしかった」など、何でも。楽しかったことを思い浮かべるのでもいいです。

もっとフォーマルにするなら、日記や手帳に書くというやり方も。

アメリカの心理学者セリグマン博士は、「毎日、就寝前に、その日にあった『よいこと』を3つ書き出し、これを一週間続ける」three good thingsが、うつの改善に効果を発揮するとしています。

何に心の焦点を当てるかで、見える景色が変わってきます。たとえば、道路を走っている「青い車」を意識するようにすると青い車ばかりが見えてきたり、自分が妊娠をすると、急にいろいろな場所でマタニティマークを目にしたり、妊婦さんを見かけるようになったりすることがあると思います。ヨガの考え方では、何を心に映すかを私たちは選択でき、選択したものが現実に姿を表すということです。

してもらえなかったことをくりかえし思い恨むよりも、おかげさまなことに目を向けて感謝の心を満たすほうが、いい睡眠につながることは間違いありません。しっかり眠れば、明日も機嫌よく一日を迎えられます。

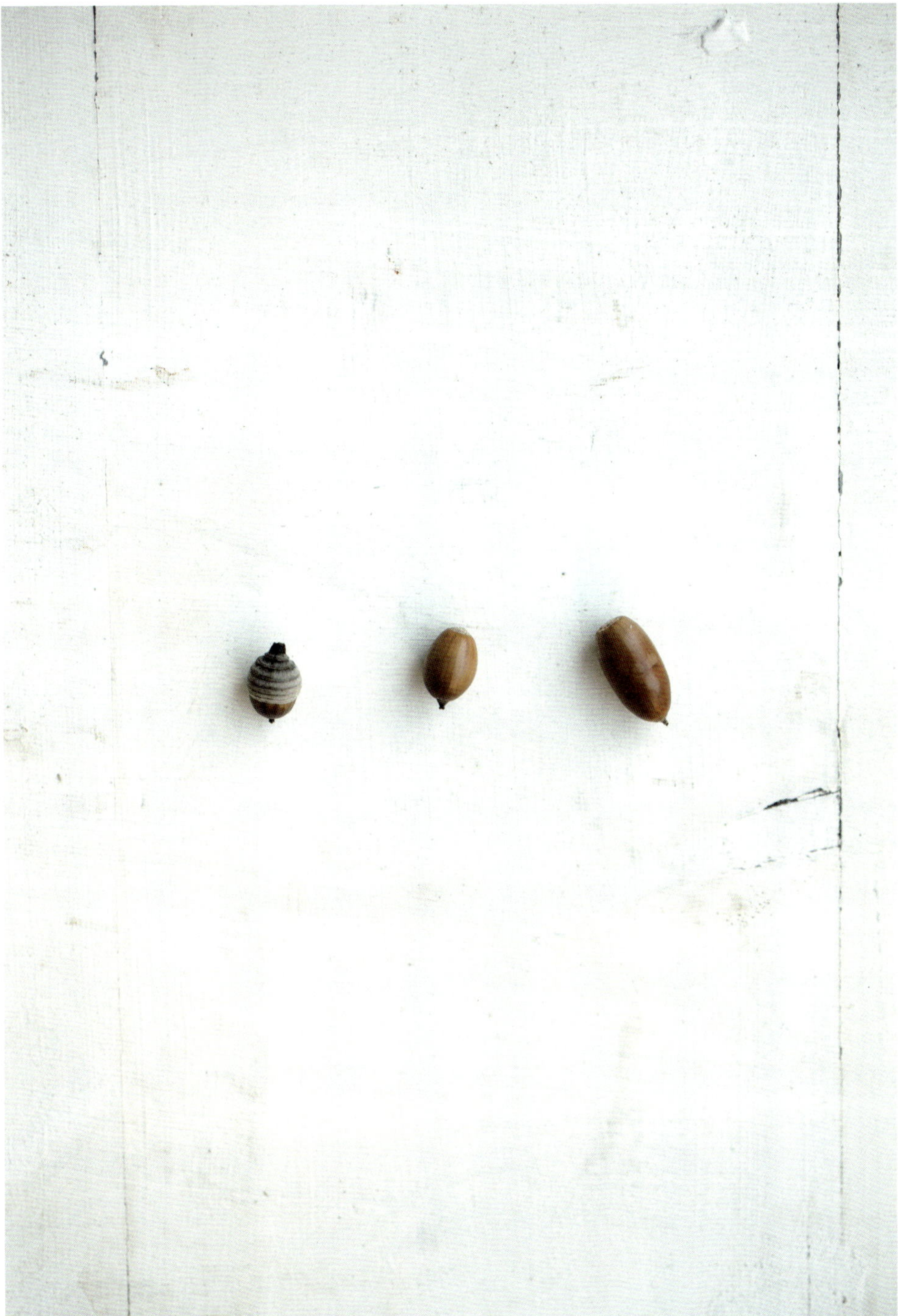

epilogue

インドの聖典では、人間の本性は内なる静寂に満ちており、やさしく、幸せそのものだと教えています。

私たちは、成長するにしたがって内側にこのような幸せのエッセンスがあることを忘れてしまい、外側に解決策を探します。

仕事のストレスや病気などの心配ごと、不安や怒りといった一時的な感情をくりかえし心の中で反すうしては成長させ、自分イコール悩みだと思い込んでしまいます。

ヨガ哲学では、この混乱から苦しみが生まれると考えます。

絡まった毛糸の玉を解くように肉体の不調和をポーズの練習で解きほぐし、心の不調和を呼吸法や瞑想で取り除いていきます。

今、この瞬間の私に、愛を手向けることを練習します。

自然の中で遊ぶことや、無垢な心の赤ちゃんと過ごすことも心にこびりついた色とりどりの「しなければ」を浄化し、シンプルな喜びを感じ取ることのできる素直な心を回復するのに役立つように感じます。

この本では、ポーズや呼吸法といったすぐに心地よさを感じられる練習に加えて、まだ日本ではあまり知られていないヨガニードラなどを紹介させていただきました。また、古典『ヨガ・スートラ』には生活の知恵も記されていることから、大自然のリズムと自分のリズムを一致させていくような暮らし方のヒントも、インドの伝統医学であるアーユルヴェーダや、自分が常日頃実践していることを中心に掲載しました。

「スローダウンすることを意識して過ごすことで心のノイズを沈め、本来の澄んだ幸せな状態に整えることができますよ。なぜなら私たちの本質は、幸せそのものなのだから」。

そんなふうに、お世話になったヨガの先生方に教わりましたが、いかがでしたでしょうか。

わが家の赤ちゃんを抱っこしながら打ち合わせや撮影に臨んでいただいた大和書房の松岡さんはじめ、友人でもある制作スタッフの協力で、これまで自分がつくってきたヨガ本とは少し異なるものができたことに感謝します。

そして、数ある本の中からこの本を選び、読んでいただいたあなたに、ありがとうございました。

サントーシマ香

サントーシマ香 さんとーしまかおり

ヨガ講師／アーユルヴェーダ・セラピスト。モデルや女優として活動していた慶應義塾大学在学中にヨガと出合い、2002年渡米。2005年全米ヨガアライアンス認定インストラクター講座を修了、その後インドのティラック・アーユルヴェーダ大学にて研修を受ける。2008年に拠点を日本に移し、各地でのワークショップ、テレビやラジオ、外国人ヨガ講師のコーディネイトや通訳、翻訳など幅広い分野で活躍。著書にベストセラーとなった『カラダがかわるたのしいおうちヨガ・プログラム』『DVD付 心を整える リラックスおうちヨガ・プログラム』『DVD付 マタニティから産後まで使えるおうちヨガプログラム』(高橋書店)、『DVDつき サントーシマ香のやさしいムーンサイクルヨガ』(主婦の友社)などがある。

サントーシマ香　http://www.santosima.com

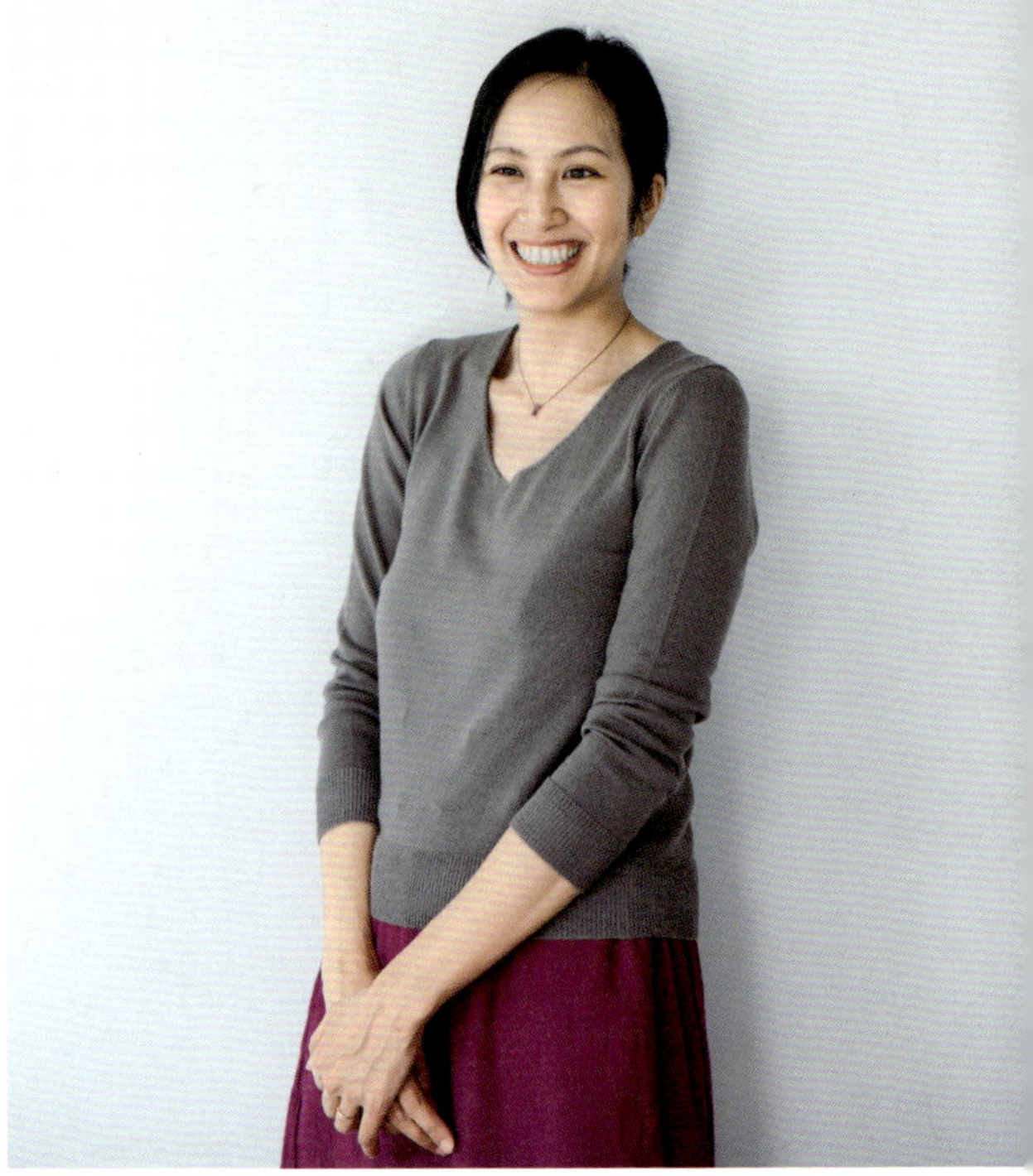

デザイン
三木俊一（文京図案室）

撮影
濱津和貴

ヘアメイク
大山陽子

スタイリング
前山菜苗

校正
飯田満枝

撮影協力
[p.91]
Yogi Tea Japan
https://yogi.overseas-inc.jp

[p.97]
CIBONE Aoyama
〒107-0062 東京都港区
南青山2-27-25 2F
tel.03-3475-8017

疲れないからだをつくる
夜のヨガ

2017年 4月 5日 第1刷発行
2020年12月10日 第9刷発行

著者
サントーシマ香かおり

発行者
佐藤 靖

発行所
大和書房だいわ
東京都文京区関口1-33-4
〒112-0014
電話 03（3203）4511

印刷
歩プロセス

製本
ナショナル製本

©2017 Santosima Kaori Printed in Japan
ISBN 978-4-479-78380-0
乱丁本・落丁本はお取り替えいたします
http://www.daiwashobo.co.jp